近代名医珍本医书重刊大系
（第一辑）

医 学 探 源

〔清〕陈鼎三　著

黄琬婷　钱平芬　点校

天津出版传媒集团

天津科学技术出版社

图书在版编目（CIP）数据

医学探源 / (清) 陈鼎三著；黄琬婷，钱平芬点校.
-- 天津：天津科学技术出版社，2022.7
（近代名医珍本医书重刊大系）

ISBN 978-7-5742-0192-7

Ⅰ.①医… Ⅱ.①陈… ②黄… ③钱… Ⅲ.①中医学
—临床医学—经验—中国—清代 Ⅳ.①R249.49

中国版本图书馆CIP数据核字(2022)第105689号

医学探源

YIXUE TANYUAN

策划编辑：吴　頔

责任编辑：梁　旭

责任印制：兰　毅

出　　版：天津出版传媒集团
　　　　　天津科学技术出版社

地　　址：天津市西康路35号

邮　　编：300051

电　　话：（022）23332392（发行科）23332377（编辑部）

网　　址：www.tjkjcbs.com.cn

发　　行：新华书店经销

印　　刷：河北环京美印刷有限公司

开本 880×1230　1/32　印张9.75　字数172 000
2022年7月第1版第1次印刷
定价：58.00元

近代名医珍本医书重刊大系第一辑专家组

读名家经典
悟中医之道

扫描本书二维码，获取以下正版专属资源

本书音频 畅享听书乐趣，让阅读更高效

走近名医 学习名家医案，提升中医思维

方剂歌诀 牢记常用歌诀，领悟方剂智慧

- **读书记录册**
  记录学习心得与体会

- **读者交流群**
  与书友探讨中医话题

- **中医参考书**
  一步步精进中医技能

扫码添加智能阅读向导
帮你找到学习中医的好方法！

操作步骤指南 | ①微信扫描上方二维码，选取所需资源。
| ②如需重复使用，可再次扫码或将其添加到微信"📦收藏"。

自 序

　　余少时奉教塾师，诵读经传之余，辄闻医术之有益于人者不鲜。及壮又染心病与遗精之症，遂研岐黄之术，以期自医。初由先君指示门径，继则转师陈颖川先生。时荷解说杂病与时疾之区别，渐渐有所领悟，乃自审致病之由及其施治之法，时病赖以渐瘥。久之，亲情有病，亦嘱诊察。由是来者日多，益激余勤读各家之书，始知咸从《内经》、《难经》、仲景《伤寒杂病论》、《神农本草经》四书而出。近以授徒之故，乃就此四者钩玄勒要，兼采后贤发明经旨之说，汇成一书，名曰《医学探源》。首立探源图解，阐明天地阴阳变化之原理，五运六气之指归。继论人身脏腑应象及其部位，十二经络之循环交通，营卫之昼夜运行与乎三阴三阳、标本中见、开阖枢机，阐明人体之生理与天地四时相参。次言望、闻、问、切，辨别人体之虚实，病情之表里。复以十二病机与六经提纲并论，是无论杂病、时疾，均须二者互证，始能知其真相而已。余之所述，无非为讲授之便捷起见，本不敢以医术自诩，贻笑同人。惟以朋侪相勖，醵金代印，所有盛意，余何敢却。书虽印矣，漏谬尚多，如荷阅者不

我遐弃，邮筒赐教，以匡不逮，俾余改正，是资尤所
厚望焉尔。

四川乐山　陈鼎三

于苏稽是知堂　辛巳年季夏月

目 录

卷一　生理病理学

一、天人合一

（一）探源图解

阴阳未判，一气混凝。气含阴阳，则有清浊。清则浮升，浊则沉降。升则为阳，降则为阴。阴阳异位，两仪分焉。清浊之间，是谓中气。中气者，阴阳升降之枢轴，所谓土也。枢轴运动，则清气左旋而升，化火而热，浊气右转而降，化水而寒。方其半升未成火也，名之曰木。木之气温，升极则积温成热而化火矣。方其半降未成水也，名之曰金。金之气凉，降极则积凉成寒而化水矣。木火金水，是名四象。四象既分，八卦寓焉。天地之位，东温南热，西凉北寒。四象轮旋，一年而周。阳升于岁半之前，阴降于岁半之后。阳之半升则为春，全升则为夏；阴之半降则为秋，全降则为冬。春生夏长，木火之气也，故春温而夏热；秋收冬藏，金水之气也，故秋凉而冬寒。土无专位，寄旺于四季之末各十八日，而其司令之时，则在夏历六月之间。土合四象，是谓五行。

1

人与天地参也。阴阳肇基，爰有祖气。祖气者，人身之太极也。祖气含抱阴阳，阴阳之间，是谓中气。中者土也，土分戊己。中气左旋则为己土，中气右旋则戊土，戊土为胃，己土为脾。己土上行，阴升而化阳。阳升于左则为肝，升于上则为心。戊土下行，阳降而化阴。阴降于右则为肺，降于下则为肾。肝属木，心属火，肺属金，肾属水，是人之五行也。五行之中，各有

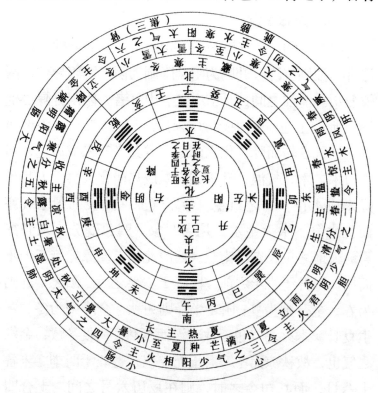

图1 指明国医探源图

阴阳。阴生五脏，阳生六腑。肾为癸水，膀胱为壬水；心为丁火，小肠为丙火；肝为乙木，胆为甲木；肺为辛金，大肠为庚金。五行各一，而火分君相者，脏有心主君火之阴，腑有三焦相火之阳。人与天地相应，禀乎阴阳以生，然亦有因乎太过与不及者以致病焉。此气化之理，所以为医学之源也。故本夫经文，约其要义，聚为一图（图1）。

上图以阴阳五行及脾胃居中，为天地人气化之始。次之以先后天八卦以立天纪，次之以二十四宫以辨地方，次之以四方、四季以及二十四节以见天地之交会，又次之以六气主时，六经主令，而以五脏六腑终焉。盖与中央之脾胃互相贯通，而统摄于阴阳五行，以明天地人一气流行，息息相关之理。能会此旨，则造化生成之妙，阴阳阖辟之机，胥于是尽之矣。岂特医云乎哉！西人亦知空气中养素为人一息不可离也，是其中之变化及其与人和合之因缘，诚有不可不深思而明辨者，此图之所以为医学之源也。读者苟能细参以下各节，自无不解之处。

（二）阴阳变化

阴阳者，天地之道也。万物之纲纪，变化之父母，生杀之本始，神明之府也，故治病必求于本。本也者，阴阳之谓也。不得其本，则变化不可见矣。

（三）水火征兆

天地者，万物之上下也。左右者，阴阳之道路也。水火者，阴阳之征兆也。

（四）生长收藏

天有四时五行，以生长化收藏，以生寒暑燥湿风。人有五脏化五气，以生喜怒忧思恐。

（五）脏腑生化

天地以阴阳五行，化生五运六气。人身秉此阴阳，乃生五脏六腑。

（六）五脏六腑

五脏者，心、肝、脾、肺、肾；六腑者，胆、胃、大肠、小肠、膀胱、三焦也。五脏为阴，六腑为阳。五脏所以藏精神血气、魂魄者也，六腑所以化水谷而行津液者也。

（七）五行生克

金生水，水生木，木生火，火生土，土生金，是为五行相生。金克木，木克土，土克水，水克火，火克金，是为五行相克。

（八）天干五运

五运者，五行之运行也。甲己年土运，乙庚年金运，丙辛年水运，丁壬年木运，戊癸年火运。

（九）干支五行

东方甲乙寅卯木，南方丙丁巳午火，西方庚辛申酉金，北方壬癸亥子水，中央辰戌丑未戊己土。

（十）六气主时

六气者，风寒暑湿燥火是也。初之气，厥阴风木主令，自大寒至惊蛰止。二之气，少阴君火主令，自春分至立夏止。三之气，少阳相火主令，自小满至小暑止。四之气，太阴湿土主令，自大暑至白露止。五之气，阳明燥金主令，自秋分至立冬止。六之气，太阳寒水主令，自小雪至小寒止。

（十一）司天在泉

（司天者，天之气候也，主上半年之令，在泉者，地之气候也，主下半年之令。）

子午年少阴君火司天。阳明燥金在泉，卯酉年阳明燥金司天，少阴君火在泉；辰戌年太阳寒水司天，太阴湿土在泉；丑未年太阴湿土司天，太阳寒水在泉；寅申年少阳相火司天，厥阴风木在泉；己亥年厥阴风木司天，少阳相火在泉。

（十二）天符岁会　太乙天符

（经曰：气轮岁会。运值天符。天符为执法，岁会为行令，太乙天符为贵人。中执法者，其病速而危；中行令者，其病徐而持；中贵人者，其病暴而死。）

五运之气，与司天之气相合，是曰天符。（如己丑、己未之岁，天干为己，甲己化土。地支为丑，丑未太阴湿土司天，是土运之岁，上见太阴之气，故曰天符。）

凡十二年（己丑、己未、戊寅、戊申、戊子、戊午、乙卯、乙酉、丁巳、丁亥、丙辰、丙戌。）以天干之化运，与地支之主岁相合，是曰岁会。（如丁卯之岁，天干为丁，丁壬化木，地支为卯。卯为木支，是木运而与年支相值也，故曰岁会。）凡八年（丁卯、戊午、甲辰、甲戌、己丑、己未、乙酉、丙子。）天符与岁会相合，是曰太乙天符。（如戊午之岁，天干为戊。戊癸之岁，火运统之，地支为午。子午年少阴君火司天，是火运之岁，复值君火司天，盖天符也。且午为火支，是火运而与年支相值也，盖岁会也。是则戊午之年，亦天符而亦岁会，故曰太乙天符。）以其运气（五运之气也）、天气（司天之气也）、岁气（主岁之气也）三者皆合，故又名三合，凡四年。（戊午、己丑、己未、乙酉之岁是。）

二、脏象

（一）人生之始

易谓男女媾精，万物化生。《内经》云：两精相搏，合而成形。未成之先，爰有祖气，人以气化而不以精化也。黄元御曰：阳奇而施，阴偶而承。丁壬妙合，凝结而成。阴阳未判，是为祖气，气含阴阳，则有清浊。清者，轻浮而善动，浊者，沉重而善静，动静之交，是曰中皇，道曰黄庭。黄庭四运，是生五神。五神既化，爰生五气以为外卫，产五精以为内守，结五脏以为宫城，开五宫以为门户。肾以藏精，开窍于耳，又开窍于二阴，生骨而荣发；心以藏神，开窍于舌，又窍于耳，生脉而荣色；肝以藏魂，开窍于目，生筋而荣爪；肺以藏魄，开窍于鼻，生皮而荣毛；脾以藏意，开窍于口，生肉而荣唇。气以煦之，血以濡之，日迁月化，潜滋默长，形完气足，十月而生，乃成为人。（《内经》以七窍言，则曰心窍于舌，肾窍于耳，以九窍言，则曰心窍于耳，肾开窍于二阴，可知耳与心肾相通之道也。）

（二）心说

南方生热，热生火，火生苦，苦生心。所以任物者，谓之心。心有所忆，谓之意。意之所存，谓之志。因志而成变，谓之思。因思而远慕，谓之虑。因虑而处物，谓之智。故曰"心者，君主之官，神明出焉"。诸血皆属于心，心藏神，在卦为离，在体为脉，在色为赤，在声为澂。在声为笑，在志为喜，在变动为忧，在窍为耳为舌，在味为苦。其液为汗，其荣为色，其臭为焦，其数七，其谷黍，其畜马，其虫羽，其果杏，其菜薤。心合小肠，其主肾也。心恶热，忧愁思虑则伤心。心病者，胸中痛，胁支满，胁下痛，膺背肩胛间痛，两臂内痛。虚则胸腹大，胁下与腰相引而痛。

7

（三）小肠说

小肠者，受盛之官，化物出焉。小肠属火，为心之府。唐容川曰：小肠上接于胃，凡胃所纳之物，皆受盛于小肠之中。小肠通体皆是油膜相连。其油膜中，皆有微丝血管与小肠通。胆之苦汁，从微丝血管注入小肠，以化食物。脾之甜汁，亦注入小肠，共同消化食物。而物所化之精汁，即从膜中出小肠而达各脏，故曰"化物出焉"。小肠与心相通之路，则从油膜中之微丝血管，上膈达包络而通于心也。食物在小肠化为液，出于连网，遂上奉心而生血。心遗热于小肠，则化物不出，为痢、为淋。仲景云：小肠有寒者，其人下重便血；有热者，必痔。经曰：小肠病者，小腹痛，腰脊控睾而痛。

（四）肝说

东方生风，风生木，木生酸，酸生肝。肝者，将军之官，谋虑出焉。诸筋皆属于肝，主藏魂，在卦为震，在体为筋，在色为苍，在音为角，在声为呼，在志为怒，在变动为握，在窍为目，在味为酸。其液为泪，其臭为臊，其荣为爪。其数八，其谷麦，其畜鸡，其虫毛，其果李，其菜韭。肝合胆，其主肺也，肝恶风。悲怒气逆则伤肝。肝病者，两胁下痛引少腹，令人善怒，虚则目䀮䀮无所见，耳无所闻，善恐，如人将捕之。唐容川曰："肝之阳藏于阴，故主谋。"盖言体阴而用阳也。

（五）胆说

胆者，中正之官，决断出焉。十一脏皆取决于胆，叶天士谓："惟柴胡轻清升达胆气，胆气条达，则十一脏从之宣化。"唐容川曰："胆汁多者，其人不惧。胆火旺者，其人亦不惧。太过者，不得乎中，则失其正，是以敢为横逆。不及者，每存惧怯，亦不得乎中正也。胆气不刚不柔，则得成为中正之官，而临事自有决断。"经曰，胆病者善太息，口苦，呕宿汁，心下澹澹，恐人将捕之，嗌中吩吩然，数唾。

（六）脾说

中央生湿，湿生土，土生甘，甘生脾。脾者，谏议之官，知周出焉。诸肉皆属于脾。主藏意，在卦为坤，在体为肉，在色为黄，在音为宫，在声为歌，在志为思，在变动为哕，在窍为口，在味为甘。其液为涎，其臭为香，其荣为唇，其数五，其谷稷，其畜牛，其虫倮，其果枣，其菜葵。脾合胃，其主肝也。脾恶湿，饮食劳倦则伤脾。脾病者，身重，善饥，肉痿，足不收，行善瘈，足下痛。虚则腹满，肠鸣飧泄，食不化。

（七）胃说

胃者，仓廪之官，五味出焉。泻而不存，与大小肠、三焦、膀胱同为传化之府，职司输泻，名曰太仓。盖十一脏皆赖以滋养者也。胃有五窍，号曰"闾门"。唐容川曰：上窍主纳水谷，下窍入小肠，主化谷之糟粕也，旁窍入三焦膜油之中，主行水之余沥也；中通于脾为一窍，所以化水谷者也，上输于肺为一窍，所以布精汁者也。故云胃五窍者，闾门也。胃体阳而用阴。张隐庵曰，阳明阳土，得阴自安。故香岩治胃，每顾胃阴，治久病，首顾胃气也。经曰：胃病者，腹䐜胀，胃脘当心而痛，上肢、两胁、膈咽不通，食饮不下。

（八）肺说

西方生燥，燥生金，金生辛，辛生肺。肺者，相傅之官，制节出焉。诸气皆属于肺。主藏魄，在卦为兑，在体为皮毛，在色为白，在音为商，在声为哭，在志为忧，在变动为咳，在窍为鼻，在味为辛。其液为涕，其臭为腥，其荣为毛，其数九，其谷稻，其畜犬，其虫介，其果桃，其菜葱。肺合大肠，其主心也。肺恶寒，形寒饮冷则伤肺。肺病者，喘咳，气逆，肩背痛，汗出，尻、阴、股、膝、髀，腨、胻、足皆痛。虚则少气，不能报息，耳聋嗌干。

（九）大肠说

大肠者，传导之官，变化出焉。大肠属金，为肺之府，上接小肠，小肠中食物精汁尽化，则变为糟粕而出。其所以能出之故，则全赖大肠为之传导。而大肠所以能传导者，以其为肺之府，肺气下达故也。是以理大便，必先调肺气。经曰：大肠病者，肠中切痛而鸣濯濯，冬日重感于寒即泄，当脐而痛，不能久立，与胃同候。仲景云：大肠有寒者，多鹜溏，有热者，便肠垢。

（十）肾说

北方生寒，寒生水，水生咸，咸生肾。肾者，作强之官，技巧出焉。诸骨皆属于肾。主藏志，在卦为坎，在体为骨，在色为黑，在音为羽，在声为伸，在志为恐，在变动为栗，在窍为二阴，在味为咸。其液为唾，其臭为腐，其荣为发，其数六，其谷豆，其畜豕，其虫鳞，其果栗，其菜藿。肾合膀胱，其主脾也。肾恶燥，久坐湿地，强力入房，则伤肾。肾病者，腹大，胫肿，喘咳，身重，寝汗出，憎风。虚则胸中痛，大小腹痛，清厥，意不乐。

（十一）膀胱说

膀胱者，州都之官，津液藏焉，气化则能出矣。因与肾合，故为寒水之府。因能化气，又为传化之府。凡人饮入之水，无不入于膀胱。膀胱于人，如江河之有洲渚者然，故曰州都之官。人但知膀胱主溺，而不知水入膀胱，化气上行则为津液，其所剩余质，乃下出而为溺。经所谓"气化则能出"者，谓出津液，非出溺也。盖火交于水，即化为气。入心生火，而吸入之气，乃为天阳，亦属火。凡人吸入之天阳，合心火下至胞中，则蒸动膀胱之水，化而为气，透出膀胱，入于胞中，上循脐旁气街，上膈入肺而还出于口鼻。在口舌脏腑之中，则为津液。而横出于皮毛，所熏肌润肤，则为汗。所谓气化则津液能出者此也。且吸从脊入，督脉主之。呼从膈出，冲任主之。吸入阳也，火交于水也。呼出阴也，气仍可返为水也。火不足以蒸水，则津液不升，气不得化，故仲景立五苓散之所以用桂也。水不足以济火，则津液干枯，而小水不下，故仲景猪苓汤之所以用阿胶也。经曰：膀胱病者，小腹偏肿而痛，以手按之，即欲小便而不得。

（十二）心包络说

膻中者，臣使之官，喜乐出焉，心主之宫城也。手厥阴之脉，出属心包，故心包络称手心主。五脏中加此一脏，实六脏也。唐容川曰，膻即胸前膈膜，周围连及胁脊以遮浊气。膈膜名膻，而居膻之中者，则是心包络。相心布令，居于膻膈之中，故名膻中。属相火，又主血，以血济火，则和而不烈，故主喜乐。心忧者，包络之火不宣也。心过喜者，包络之火太盛也。

（十三）三焦说

三焦者，决渎之官，水道出焉。即人身膜膈，俗所谓网油，并周身之膜皆是也。网油连着膀胱，水因得从网油中渗入膀胱，故名决渎之官。三焦之源，根于肾系。两肾之间，有油膜一条，贯于脊骨，是为焦源。从此系发生板油，连胸前之膈，以上循胸中，入心包络，连肺系上咽，其外出为手臂、胸前之腠理，是为上焦。从板油连及鸡冠油，着于小肠，其外出为腰腹之腠理，是为中焦。从板油连着网油，后连大肠，前连膀胱，中为胞室，其外出为臀胫、少腹之腠理，是为下焦。凡人所饮之水，自三焦而渗入膀胱，则决渎通快。如三焦不利，则水道闭，外为肿胀矣。经曰：三焦病者，腹中满，小腹尤坚，不得小便，窘急，溢则水留，即为胀。

（十四）脏腑部位形象统说

五脏六腑之应象、性情、气化三者，既已分说于前，而其部位、形象，尚须统论，始全人形。虽未剖视，亦犹剖视也。前自气管以下，联络皆脏也。后自食管以下，联络皆腑也。口之上下谓之唇，名曰飞门。言其运动开张，如物之飞也。口内居者为舌，舌乃心之苗，其舌本又属脾、肾二经。舌下有二隐窍，名曰廉泉、玉英，下通于肾，而津液涌出。如肾水枯涸，津液不能上潮，则口干燥渴。其上下齿牙为户门，虽属手足阳明，而其本又属乎肾，以其肾主骨也，故曰齿乃骨之余。其喉间又有小舌下垂，名曰悬雍，乃发声之机也。再下又有会厌，居吸门之上，其大如钱，为声音之关。薄而易起，则音快而便，厚而迟起，则音慢而重。项前硬骨谓之喉咙，主气。喉以候气，即肺管也。管有十二节，长七寸，下连于肺。肺者，相傅之官，形如华盖，六叶两耳，上有二十四孔，主藏魄。心居肺下，形如未开之莲花，其位居中而前。经曰：心为君主之官，主藏神。周围有脂膜裹之，是为心包络。近下另有膈膜一层，周围张大，贴连胸脊之前后，以遮膈下之浊气，不令上蒸心肺也。其膈膜之上，谓之膻中。经曰：膻中为气之海，乃清气所居之地，是为上焦。主持呼吸，而系贯百脉者也。心发四系。一系上连于肺。一系从左透膈膜，而下通于肝。肝如春木甲坼之象，为将军之官，主藏魂，凡四叶，而胆附于肝之短叶间。胆为清净之府，又谓之清肠。一系从右透膈膜，而下通于脾。脾如马蹄，卷于太仓之上。太仓即胃也。经曰：脾者，谏议之官，主消磨水谷。其位居中，主藏意。一系透膈膜，循脊直下而通于肾。肾有二枚，形如豇豆，色紫黑，为背脊第十四节两旁膂筋间。经曰：肾为作强之官，主藏精与志。其正中谓之命门。经曰：七节之旁，中有小心是也，乃人生立命之根本。此言五脏皆有统系而相连者也。喉咙后管，名曰咽门，咽以咽物也。咽下为胃管，长一尺三寸。下连贲门，即胃之上口也。下以透膈，乃太仓胃也。胃又谓之黄肠，与脾相为表里。脾为运化之原，胃为藏纳之府，主腐熟水谷，合变化是为中焦。胃之下口为幽门，谓幽微隐秘之处。谷食由此而传入小肠，小肠承受化物。经云：小肠者，受盛之官，化物出焉。又谓之赤肠。其下口谓之阑门，是为下焦。肠胃通身，皆与三焦连网脂膜相通。经曰：三焦者，决渎之官，水道出焉。人饮水入胃，胃之四面，皆有微丝血管，吸出所饮之水，散走膈膜，达于连网油膜之中，而渗入膀胱。经曰：膀胱者，州都之官。下口有管，直透前阴，而溺出焉。其谷食之糟粕，由胃转入小肠，由小肠转入大肠，大肠积叠循腹右上左下，故名回肠，又名白肠，传导秽渣而出肛门。直肠在肛门之上，长七寸。肛门又名魄门。是言六腑皆有统系，而相连者也。（人有五脏六腑，则有头身四肢，五官九窍，是生十二经络，人体始全而与天地相应，故继之以十二经。）

按：三焦者，人身三元之气也，总领五脏六腑、营卫经络内外左右上下之气。三焦通，则内外左右上下皆通。其于周身灌体，和内调外，营左养右，导上宣下，莫大于此。

三、经络

（一）十二经相交

寅从肺起，丑至肝止。

肺手太阴之脉，起于中焦，横出腋下，循臂内出手大指，历次指，而交于手阳明大肠。

大肠手阳明之脉，起于手大指之次指（即食指），循臂外入缺盆，上面挟鼻孔，而交于足阳明之胃脉。

胃足阳明之脉，起于鼻颏中，至额颅，循喉咙，下膈挟脐，入膝膑，下足跗，出足大趾，而交于足太阴之脾脉。

脾足太阴之脉，起于足大趾，上膝股之前，入腹上膈，连舌本，注心中，循腋下，而交于手少阴之心脉。

心手少阴之脉，起于心中，上肺，挟咽，出腋下，循臑内，抵掌骨，注手小指之内，而交于手太阳之小肠。

小肠手太阳之脉，起于手小指，出手踝，循臑外，交肩上入耳中，至目内眦，而交于足太阳之膀胱。

膀胱足太阳之脉，起于目内眦，从头下项脊，循背脊，下腿后，至足小指外侧，而交于足少阴之肾脉。

肾足少阴之脉，起于足小趾，循足心，上腘股，贯脊，上贯肝膈，入肺，挟舌本，注胸中，而交于手厥阴之心包。

包络手厥阴之脉，起于胸中，循胸出胁，入肘循臂，过掌中，循中指，络次指（即无名指），而交于手少阳之三焦。

三焦手少阳之脉，起于手小指之次指，循手臂，出臂外，贯肘上肩，入耳中，出耳前后，至目锐眦，而交于足少阳之胆脉。

胆足少阳之脉，起于目锐眦，循耳后，至肩，合缺盆，下胸中，过季胁，出膝循足跗，出足大趾，而交于足厥阴之肝脉。

肝足厥阴之脉，起于足大指丛毛之际，从腘股而上，过阴器，抵小腹，上入乳下，而交于手太阴之肺脉。

（二）冲任督带

冲脉起于少腹之内，胞室之中，挟脐左右上行，并足阳明之脉，至胸中而散，上挟咽。

任脉起于少腹之内，胞室之下，出会阴之分，上毛际，循脐中央，至膻中，上喉咙，绕唇，终于唇下之承浆穴，与督脉交。

督脉起于肾中，下至胞室，乃下行络阴器，循二阴之间，至尻，贯脊，历腰俞，上脑后，交巅，至囟会，入鼻柱，终于人中，与任脉交。

带脉当肾十四椎出，如带围身一周，前垂至胞中。

十二经，正经也。又有八脉，名为奇经，兹不具论。而单载此四脉者，盖阳维、阳跷两脉，附于太阳经，行身之背，以太阳统治之矣。阴维、阴跷两脉，附于太阴经，行身之前，所以太阴统治之矣。按此四脉，督在背，总统诸阳，属先天。任在腹，总统诸阴，属后天。冲脉丽于阳明，而起于胞宫，由后天以交于先天，肾者也。带脉出于肾中，以周行脾位，由先天以交于后天，脾者也。四者互为功用，不可不详究焉。

四、六经解

天有六气：风、热、暑、湿、燥、寒。地有五行：木、火、土、金、水也。人感天之六气而生六腑，故六腑为阳。感地之五行而生五脏，故五脏为阴。五脏者，心、肝、脾、肺、肾；六腑者，胆、胃、大肠、小肠、膀胱、三焦也。脏五而腑六。《灵枢·胀论》：膻中者，心主之宫城也，是为心包。合为六脏。六脏六腑，是生十二经。经气内根于脏腑，外络于肢节。脾、肾、肝、胆、胃、膀胱经行于足，是为足之六经。肺、心、心包、三焦、大肠、小肠经行于手，是为手之六经。手有三阴三阳，足有三阴三阳。脾肺之经，太阴也；心肾之经，少阴也；肝与心包之经，厥阴也；胆与三焦之经，少阳也；胃与大肠之经，阳明也；膀胱与小肠之经，太阳也。经有十二，六气统之。两经一气，故亦曰六经。太阳与少阴为表里，阳明与太阴为表里，少阳与厥阴为表里也。阳经在表，阴经在里。太阳居外，皮毛之分也，次之阳明，次之少阳，次之太阴，次之少阴，次之厥阴，近于骨矣。阳经则属腑络脏，阴经则属脏络腑。足之阳经行于股外，阴经行于股内。手之阳经行于臂外，阴经行于臂内。阳经之次，阳明在前，少阳在中，太阳在后。阴经之次，太阴在前，厥阴在中，少阴在后。手之阴经，自胸走手，阳经自手走头。足之阳经，自头走足，阴经自足走胸。手三阳之走头，足三阳之走足，皆行于颈项，而会于督之大椎。手足经之分走异道环周，太阳少阴行身之背，阳明太阴行身之前，少阳厥阴行身之侧，是诸经之部次也。

五、六气解

以天然气化言之，厥阴、太阴、太阳，足经主令，手经化气；少阳、阳明、少阴，手经主令，足经化气。以后天人事言之，则以体之阴阳盛衰之气化为准焉。

天有六气。初之气厥阴风木，二之气少阴君火，三之气少阳相火，四之气太阴湿土，五之气阳明燥金，六之气太阳寒水。天人同气也。故肝足厥阴之经，是为风木；心手少阴之经，是为君火；三焦手少阳之经，是为相火；脾足太阴之经，是为湿土；大肠手阳明之经，是为燥金；膀胱足太阳之经，是为寒水。经有十二，六气统之。厥阴以风木主令，手厥阴火也，从母化气而为风；少阴以君火主令，足少阴水也，从妻化气而为热；少阳以相火主令，足少阳木也，从子化气而为暑；太阴以湿土主令，手太阴金也，从母化气而为湿；阳明所燥金主令，足阳明土也，从子化气而为燥；太阳以寒水主令，手太阳火也，从夫化气而为寒。经气对化，自然之理。人之六气不病则不见，病则一经之气见，或自见其令气，或自见其本气，或主令者而见从化之气，或从化者而见主令之气，均视其经气之盛衰以为准。厥阴、太阴、太阳，足经主令，而手经化气者也。足厥阴风木也，手厥阴之火应从风化。而厥阴经病，阳虚则手厥阴化气于风木，阳盛则手厥阴不从风化，而从少阳之暑化。足太阴湿土也，手太阴之金应从湿化。而太阴经病，阳虚则手太阴化气于湿土，阳盛则手太阴不从湿化，而从阳明之燥化。足太阳寒水也，手太阳之火应从寒化。而太阳经病，阳虚则手太阳化气于寒水，阳盛则手太阳不从寒化，而从少阴之热化。少阴、少阳、阳明，手经主令，而足经化气者也。足少阴水也，水之气为寒。少阴经病，阳盛则足少阴化气于君火，阳虚则不从火化，而从太阳之寒化。足少阳木也，木之气为风。少阳经病，阳盛则足少阳化气于相火，阳虚则不从火化，而从厥阴之风化。足阳明土也，土之气为湿。阳明经病，阳盛则足阳明化气于燥金，阳虚则不从燥化，而从太阴之湿化。主令者盛，则化气者从之；化气者盛，则主令者从之。总不离乎本气之虚实耳。阴易盛，阳易衰。凡人之病，阴盛者多，阳盛者少。阳从阴化则易，阴从阳化则难，气数如此，无可如何。一经有一经之性情，经气和平，彼此交济，一经之性情不至偏见。一经病，则自见其本气，而一经之性情逐处发现。伤寒六经之证，即六经性情之发现也。仲景为六经写真，知六气也。知六气，则知六经之性情矣。

六、营气运行

水谷入胃，化生气血。气之剽悍者，行于脉外，命之曰卫。血之精专者，行于脉中，命之曰营。营气运行一日一夜，周身五十度。人一呼，脉再动，一吸，脉再动，呼吸定息，脉五动。闰以太息，脉六动，一息六动，人之常也。一动运行一寸，六动运行六寸。《灵枢·脉度》曰：手之三阳，从手至头，长五尺，计三丈。手之三阴，从手至胸，长三尺五寸，计二丈一尺。足之三阳，从足至头，长八尺，计四丈八尺。足之三阴，从足至胸，长六尺五寸，计三丈九尺。二跷从足至目，长七尺五寸，计一丈五尺。督任两脉，长四尺五寸，计九尺。共计一十六丈二尺。故第一难曰：人一日一夜，凡一万三千五百息，脉行五十度，周于身，当是每周脉行一十六丈二尺矣。营气之运行也，常于平旦寅时，从手太阴之寸口始，自手太阴注入手阳明，而足阳明，而足太阴，而手少阴，而手太阳，而足太阳，而足少阴，而手厥阴，而手少阳，而足少阳，而足厥阴，终于两跷、督任，是为一周也。二十八脉周而复始，阴阳相贯，如环无端，五十周毕。明日寅时，又会于寸口，此营气之度也。

七、卫气出入

卫气昼行于阳经二十五周，夜行于阴藏二十五周。卫气之行也，常于平旦寅时，从足太阳之睛明始。平旦阳气出于目，目张则气上行于头，循项下足太阳，至小指之端。别入目锐眦，下手太阳至小指之端。别入目锐眦，下足少阳至小指次指之端。上循手少阳之分侧，下至无名指之端。别入耳前，下足阳明至中指之端。别入耳下，下手阳明至次指之端。其至于足也，入足心，出内踝，下入足少阴经。阴跷者，足少阴之别属于目内眦，自阴跷而复合于目，交于足太阳之睛明，是谓一周。如此者二十五周。日入阳尽，而阴受气矣，于是内入于阴脏。其入于阴也，常从足少阴之经，而注于肾，肾而心，心而肺，肺而肝，肝而脾，脾复注于肾，是谓一周。如此者二十五周。平旦阴尽，而阳受气矣，于是外出于阳经。其出于阳也，常从肾至足少阴之经，而复合于目。卫气入于阴则寐，出于阳则寤。一日百刻，周身五十，此卫气之度也。《难经》营卫相随之义，言营行脉中，卫行脉外，相附而行，非谓其同行于一经也。

（注：若厥气客于五脏六腑，则卫气独卫于外。行于阳则阳气盛，不得入于阴则阴气虚，故目不瞑，饮以半夏汤一剂，阴阳已通，其卧立至。）

八、男女天癸

人始生，先成精，精成而脑髓生。骨为干，脉为营，筋为刚，肉为墙，皮肤坚而毛发长。人之既生，以后天生先天。谷入于胃，脉道已通，血气乃行。水入于经，其血乃成。盖食气入胃，浊气归心，淫精于脉，脉气流经。饮入于胃，游溢精气，上输于脾，脾气散精，上归于肺，通调水道，下输膀胱，水精四布，五经并行。女子七岁肾气盛，齿更发长。二七而天癸至，任脉通，太冲脉盛，月事以时下，故有子。三七肾气平均，故真牙生而长极。四七筋骨坚，发长极，身体盛壮。五七阳明脉衰，发始堕，面始焦。六七三阳脉衰于上，面皆焦，发始白。七七任脉虚，太冲脉衰少，天癸竭，地道不通，故形坏而无子也。丈夫八岁肾气实，发长齿更。二八肾气盛，天癸至，精气溢泻，阴阳和，故能有子。三八肾气平均，筋骨劲强，故真牙生而长极。四八筋骨隆盛，肌肉满壮。五八肾气衰，发堕齿槁。六八阳气衰竭于上，面焦鬓发斑白。七八肝气衰，筋不能动，天癸竭，精少，肾脏衰，形体皆极。八八则发齿去。肾者主水，受五脏六腑之精而藏之，故五脏盛，乃能泻。今五脏皆衰，筋骨解堕，天癸尽矣。故鬓发白，身体重，行坐不正，而无子耳。

九、全体总论

《灵枢》曰：天之在我者，德也。地之在我者，气也。德流气薄而生者也。故生之来，谓之精。两精相搏，谓之神。随神往来者，谓之魂。并精而出入者，谓之魄。所以任物者，谓之心。卫生者，必顺四时而适寒暑，和喜怒而安居处，节阴阳而调刚柔，如是则邪僻不至，顺承天地之性而得养生之道也。又曰：人之血气精神者，所以奉生而周于性命者也。经脉者，所以行血气而荣阴阳，濡筋偶，利关节者也。卫气者，所以温分肉，充皮肤，肥腠理，司开阖者也。志意者，所以御精神，收魂魄，适寒温，和喜怒者也。是故血和则经脉流行，营覆阴阳，筋骨劲强，关节清利矣。卫和则分肉解利，皮肤润泽，腠理致密矣。志意和则精神专直，魂魄不散，悔怒不起，五脏不受邪矣。寒温和则六腑化谷，风痹不作，经脉流通，肢节得安矣。

十、六经开阖枢

（一）太阳为开

开阖者，如户之扉。枢者，扉之转枢也。舍枢不能开阖，舍开阖不能转枢，是以三经者不得相失也。开主外出，阖主内入，枢主内外之间。

太阳膀胱，气化上行外达，充于皮毛，以卫外而为固，故太阳主开。举凡邪自外入，皆太阳不能主开之过也。

（二）阳明为阖

阳明胃经主纳水谷，化精汁洒行五脏六腑，化糟粕传入大小肠。其气化主于内行下达，故阳明主阖。凡是呕逆自汗等，皆阳明不能主阖之过也。

（三）少阳为枢

少阳三焦，内主膈膜，外主腠理。内外出入之气，均从腠理往来。故凡邪在腠理，则寒热往来，少阳之气不得外达诸证作矣；上下往来之气，均从膈膜行走，故有结胸、陷胸。邪欲入胃，则呕吐不止诸证作矣。此皆少阳不能转枢之过也。

（四）太阴为开

三阳之气，开阖于形身之内外；三阴之气。开阖于内之前后上下。故曰：阳在外，阴之使也；阴在内，阳之守也。

太阴为开者，手太阴肺主布散，足太阴脾主运行。凡血脉之周流，津液之四达，皆由太阴司之，故曰太阴为开也。

（五）厥阴为阖

厥阴为阖者，足厥阴肝经主藏下焦之阴气，使血脉潜藏而精不妄泄；手厥阴心包络主藏上焦之阴气，使阴血敛而火不作，故曰厥阴为阖也。

（六）少阴为枢

少阴为枢者，手少阴心经内合包络，下生脾土，故能为二经之转枢；足少阴肾经上济肺金，下生肝木，亦能为二经之转枢也。此数者为审证施治之大关键，不可不详究也。

十一、六经本标中气学

六经之标本中气不明，不可以读伤寒书，故详释于此，以便研究。义出《内经·素问》诸论，如果能洞悉，则业医者幸甚，而天下之病者亦幸甚矣。

（一）少阳之上 火气治之 中见厥阴

脏腑各有一经脉，游行出入，以布其化。而经脉中所络之处，名为中见也。足少阳胆经由胆走足，中络厥阴肝脏；手少阳三焦经由三焦走手，中络厥阴包络，故少阳经中见厥阴。手少阳三焦、足少阳胆同司相火，是相火者，少阳之本气也。故曰："少阳之上，火气治之。"谓二经之脏腑，以火为主，是本气也。中见厥阴，是其中有风气居之也。而其标为少阳经，则又主阳气之初动也。（注：风寒暑湿燥火为本，三阴三阳为标，故少阳之上，火气治之，余仿此。阳经属腑络脏，阴经属脏络腑，表里相通，互相连络，彼此呼为中气，故曰中见。）

（二）阳明之上 燥气治之 中见太阴

足阳明胃经属燥土，手阳明大肠经属燥金。此二经皆燥气主治，故阳明之上，燥气治之。手阳明大肠经脉，循行络太阴肺而后走手；足阳明胃经脉，循行络太阴脾而后走足，故阳明经中见为太阴也。

（三）太阳之上 寒气治之 中见少阴

足太阳膀胱经属寒水，手太阳小肠经属丙火。手从足化，以寒水为主，故太阳之上，统称寒水治之。手太阳经脉，循行络手少阴心而后走手；足太阳经脉，循行络足少阴肾而后走足，故二经中见少阴也。

（四）厥阴之上 风气治之 中见少阳

足厥阴肝经属风木，手厥阴心包络属相火。子从母化，以风气为主，故厥阴之上，风气治之。手厥阴经中络手少阳三焦，足厥阴经中络足少阳胆，故二经中见少阳也。

（五）少阴之上 热气治之 中见太阳

足少阴肾经属癸水，手少阴心经属火热。心为君火，肾从其化，故少阴两经统称热气治之。手少阴心经中络太阳小肠，足少阴肾经中络太阳膀胱，故少阴中见太阳也。

（六）太阴之上 湿气治之 中见阳明

足太阴脾经属湿土，手太阴肺经属清金。二经子母同气，故太阴之上，湿气治之。手太阴肺经络手阳明大肠，足太阴脾经络足阳明胃，故太阴中见阳明也。

十二、标本中气从化

少阳太阴从本，少阴太阳从本从标，阳明厥阴不从标本，从乎中也。

少阳太阴从本者，以少阳本火而标阳，太阴本湿而标阴，标本同气，故当从本。然少阳太阴亦有中气，而不言从中者，以少阳之中，厥阴木也，木火同气，木从火化矣。太阴之中，阳明金也，土金相生，燥从湿化矣，故不从中也。少阴太阳从本标者，以少阴本热而标阴，太阳本寒而标阳，标本异气，故或从本或从标，而主治须审也。然少阴太阳亦有中气，而不言从中者，以少阴之中，太阳水也，太阳之中，少阴火也。同于本则异于标，同于标则异于本，故皆不从中气也。至若阳明厥阴，不从标本从乎中者，以阳明之中，太阴湿土也，亦以燥从湿化矣。厥阴之中，少阳火也，亦以木从火化矣。故阳明厥阴，不从标本，而从中气也。要之，五行之气，以木遇火，则木从火化，以金遇土，则燥从湿化。总不离乎水流湿，火就燥，同气相求之义耳。此解甚明，知此而后知邪正之胜负，表里之传变也。（注：从本者，化生于本，从标本者，有标本之化，从中者，以中气为化也。是故百病之起，有生于本者，有生于标者，有生于中气者；有取本而得者，有取标而得者，有取中气而得者，有取标本而得者；有逆取而得者，有从取而得者，逆正顺也，若顺逆也。故知标与本，用之不殆，明知逆顺，正行无问，此之谓也。不知是者，不足以言诊，足以乱经。故大要曰：粗工嘻嘻，以为可知，言热未已，寒病复始。同气异形，迷诊乱经，此之谓也。）

十三、热论篇六经病机

黄帝问曰：今夫热病者，皆伤寒之类也。或愈或死，其死皆以六七日之间，其愈皆以十日以上者何也？不知其解，愿闻其故。岐伯对曰：巨阳者，诸阳之

属也，其脉连于风府，故为诸阳主气也。人之伤于寒
也，则为病热，热虽甚不死；其两感于寒而病者，必不
免于死。帝曰：愿闻其状。岐伯曰：伤寒一日，巨阳受
之。太阳之脉，上头下项，挟脊抵腰，故头项痛，腰
脊强；二日阳明受之，阳明主肌肉，其脉挟鼻，络于
目，故身热，目疼而鼻干，不得卧也；三日少阳受之，
少阳主胆，其脉循胁络于耳，故胸胁痛而耳聋。三阳
经络皆受其病而未入于脏者，故可汗而已。（注：仲景
云：伤寒一日，太阳受之，脉若静者，为不传也。颇欲
吐，若躁烦，脉数急者，为传也。又云：伤寒二三日，
阳明少阳证不见者，为不传也。又云：伤寒三日，三阳
为尽，三阴当受邪，其人反能食而不呕，此为三阴不受
邪也。）四日太阴受之，太阴脉布胃中，络于嗌，故腹
满而嗌干；五日少阴受之，少阴脉贯肾，络于肺，系舌
本，故口燥舌干而渴；六日厥阴受之，厥阴脉循阴器而
络于肝，故烦满而囊缩。三阴三阳，五脏六腑皆受病，
营卫不行，五脏不通，则死也。其不两感于寒者，七日
巨阳病衰，头痛少愈；八日阳明病衰，身热少愈；九日
少阳病衰，耳聋微闻；十日太阴病衰，腹减如故，则思
饮食；十一日少阴病衰，渴止不满，舌干已而嚏；十二
日厥阴病衰，囊纵，少腹微下，大气皆去，病日衰已
矣。帝曰：治之奈何？岐伯曰：治之各通其脏脉，病日
衰已矣。其未满三日者，可汗而已；其满三日者，可泄

而已。帝曰：热病已愈，时有所遗者，何也？岐伯曰：诸遗者，热甚而强食之，故有所遗也。若此者，皆病已衰而热有所藏，因其骨气相搏，两热相合，故有所遗也。帝曰：善！治遗奈何？岐伯曰；视其虚实，调其逆从，可使必已矣。帝曰：病热当何禁之？岐伯曰：病热少愈，食肉则复，多食则遗，此其禁也。席曰：其病两感于寒者，其脉应与其病形何如？岐伯曰：两感于寒者，病一日，则巨阳与少阴俱病，则头痛，口干而烦满；二日则阳明与太阴俱病，则腹满，身热，不欲食，谵语；三日则少阳与厥阴俱病，则耳聋囊缩而厥。水浆不入，不知人，六日死。帝曰：五脏已伤，六腑不通，营卫不行，如是之后，三日乃死，何也？岐伯曰：阴阳者，十二经脉之长也，其血气盛，故不知人；三日，其气乃尽，故死也。凡病伤寒而成温者，先夏至日者为病温；后夏至日者为病暑，暑当与汗皆出，勿止。

　　按：《内经》以伤寒一日，太阳受之，二日阳明受之，三日少阳受之，四日太阴受之，五日少阴受之，六日厥阴受之。此六经之说所自始，后汉张仲景作《伤寒论》，亦以六经为序。虽病变百端，总不离此，故得以六经统之也。而其传变之法，由表入里，由浅入深，亦有一定，自三阳以至三阴，凡六日而一周。然此只言其常序也，要亦不可拘泥。故有自太阳始，日传一经，六日至厥阴而愈者；有不罢再传者；有传二三经而止者；

有始终只在一经者；有越经而传者；有初入太阳，不发热，便入少阴而成阴证者；有直中阴经者；有二经三经齐病不传者；有一经先病未尽，又过一经而传者；有阴阳同病者。大抵人之形气所秉不同，而邪之传变所入亦异，不能以常例拘也。

十四、四时伏气病机

冬伤于寒，春必病温；春伤于风，夏生飧泄；夏伤于暑，秋必痎疟；秋伤于湿，冬生咳嗽。

十五、四时外感病机

春善病鼽衄，仲夏善病胸胁，长夏善病洞泄寒中，秋善病风疟，冬善病痹厥。

十六、六气病机

黄帝问曰：愿闻病机何如？岐伯曰：诸风掉眩，皆属于肝；诸寒收引，皆属于肾，诸气膹郁，皆属于肺；

诸湿肿满，皆属于脾；诸热瞀瘛，皆属于火；诸痛痒
疮，皆属于心；诸厥固泄，皆属于下；诸痿喘呕，皆属
于上；诸禁鼓栗，如丧神守，皆属于火；诸颈项强，皆
属于湿；诸逆冲上，皆属于火；诸腹胀大，皆属于热；
诸躁狂越，皆属于火；诸暴强直，皆属于风；诸病有
声，按之如鼓，皆属于热；诸病胕肿，疼酸惊骇，皆属
于火；诸转反戾，水液浑浊，皆属于热；诸病水液，澄
澈清冷，皆属于寒；诸呕吐酸，暴注下迫，皆属于热。

十七、五劳七伤六极病机

《圣济总录》曰：虚痨之病，因五脏则为五痨，因七
情则为七伤，痨伤之甚，身体瘦极，则为六极。所谓七
伤者，一曰太饱伤脾，脾伤则善噫，欲卧，面黄；二曰
大怒气逆伤肝，肝伤则少血，目暗；三曰强力入房，久
坐湿地伤肾，肾伤则气短，腰脚痛，厥逆下冷；四曰形
寒饮冷伤肺，肺伤则气少，咳嗽，鼻鸣；五曰忧愁思虑
伤心，心伤则苦惊，喜忘，善怒；六曰风雨寒暑伤形，
形伤则发落，肌肤枯槁；七曰大恐惧不节伤志，志伤则
恍惚不乐。所谓五痨者，一曰肺痨，令人短气，面肿，
不闻香臭；二曰肝痨，令人面目干黑，口苦，精神不
守，恐惧不能独卧，目视不能明；三曰心痨，令人忽忽

喜忘，大便苦难，时或溏泄，口中生疮；四曰脾痨，令人舌本苦直，不能咽唾；五曰肾痨，令人背难以俛仰，小便黄赤，时有余沥，茎内痛，阴湿，囊生疮，小腹满急。此五者，痨气在五脏也，故名五痨。所谓六极者，一曰气极，令人内虚，五脏不足，邪风多，正气少，不欲言；二曰血极，令人无颜色，眉发堕落，忽忽喜忘；三曰筋极，令人数转筋，十指甲皆痛，苦倦不能久立；四曰骨极，令人瘦削，齿苦痛，手足烦疼，不可以立，不欲行动；五曰肌极，令人羸瘦，无润泽，食饮不生肌肤；六曰精极，令人少气，吸吸然内虚。五脏气不足，毛发落，悲伤喜忘。此六者，痨之甚，身体瘦极也，故名六极。又五痨、七伤、六极之外、变证不一，治法皆以补养为宜。形不足者，温之以气；精不足者，补之以味。相得合而服之，以补益精气，此其要也。（注：此温乃温存之温，温和之温，非温热之温也。）《难经》云：损其肺者，益其气；损其心者，调其营卫；损其脾者，调其饮食，适其寒温；损其肝者，缓其中；损其肾者，益其精。此治损之法也。

十八、五脏热病

肝热病者，小便先黄，腹痛，多卧，身热。热争则狂言及惊，胁满痛，手足躁，不得安卧。庚辛甚，甲乙大汗，气逆则庚辛死。刺足厥阴、少阳。其逆则头痛员员，脉引冲头也。心热病者，先不乐，数日乃热。热争则卒心痛，烦闷善呕，头痛，面赤，无汗。壬癸甚，丙丁大汗，气逆则壬癸死。刺手少阴、太阳。脾热病者，先头重颊痛，心烦颜青，欲呕身热。热争则腰痛不可用俛仰，腹满泄，两颌痛。甲乙甚，戊己大汗，气逆则甲乙死。刺足太阴、阳明。肺热病者，先淅然厥，起毫毛，恶风寒，舌上黄，身热。热争则喘咳，痛走胸膺背，不得太息，头痛不堪，汗出而寒。丙丁甚，庚辛大汗，气逆则丙丁死。刺手太阴、阳明，出血如大豆，立已。肾热病者，先腰痛骱酸，苦渴数饮，身热。热争则项痛而强，骱寒且酸，足下热，不欲言。其逆则项痛员员澹澹然。戊己甚，壬癸大汗，气逆则戊己死。刺足少阴、太阳。肝热病者，左颊先赤；心热病者，颜先赤；脾热病者，鼻先赤；肺热病者，右颊先赤；肾热病者，颐先赤。病虽未发，见赤色者刺之，名曰治未病。

十九、暑湿病机

　　太阳中暍者，发热恶寒，身重而疼痛，其脉弦细芤迟，小便已，洒洒然毛耸，手足逆冷，小有劳身即热，口开，前板齿燥，若发汗，则恶寒，加温针则发热甚，数下之则淋甚。太阳病，关节疼痛而烦，脉沉而细者，此名中湿，亦曰湿痹。湿痹之候，其人小便不利，大便反快，但当利其小便。湿家之为病，一身尽疼，发热，身色如似熏黄。湿家，其人但头汗出，背强，欲得被覆向火。若下之太早，则哕，或胸满，小便不利。舌上如苔者，以丹田有热，胸中有痰。渴欲得饮而不能饮，则口燥烦也。湿家之来源不一，有内伤之湿，有外感之湿。如早晚冒露，居湿涉水，酒后当风，汗出当风，汗出浴水，衣里冷湿，此外感之湿也；如内服冰、瓜、水果、冷茶、冷酒、豆花、糇糟之类，此皆内伤之湿也。治法须分内外治之，不得混可施治。

卷二 诊断学

一、望诊

（一）望色法

（肝色青，宜食甘；心色赤，宜食酸；脾色黄，宜食咸；肺色白，宜食苦；肾色黑，宜食辛。）

夫为医者，虽善于脉候，而不知察于气色者，终未能尽其要妙。故曰：上医察色，次医听声，下医候脉。是知人有盛衰，其色皆见于面部，所以善为医者，必须明于五色，乃可决死生，定狐疑，故立候气色之法冠其篇首焉。

肝受病色青，心受病色赤，脾受病色黄，肺受病色白，肾受病色黑（皆先视于本色）。春面色青，目色赤，新病可疗，至夏愈。夏面色赤，目色黄，新病可疗，至季夏愈。季夏面色黄，目色白，新病可疗，至秋愈。秋面色白，目色黑，新病可疗，至冬愈。冬面色黑，目色青，新病可疗，至春愈。

论曰：此四时王相本色见，故疗之必愈。夫五脏应五行，若有病，则因其时色见于面目，亦犹灼龟于里，吉凶之兆形于表也。

扁鹊曰：病人本色青，欲如青玉之泽，有光润者佳，面色不欲如青蓝之色。若面白目青，是谓乱常。以饮酒过多当风，邪风入肺，络于胆，胆气妄泄，故令目青。虽云天救，不可复生矣。病人本色赤。欲如鸡冠之泽，有光润者佳，面色不欲赤如赭土。若面赤目白，忧恚思虑，心气内索，面色反好，急求棺椁，不过十日死。病人本色黄，欲如牛黄之泽。有光润者佳，面色不欲如灶中黄土。若面青目黄者，五曰死，病人本色白，欲如璧玉之泽，有光润者佳，面色不欲白如垩。若面白目黑，无复生理也。此谓醑饮过度，荣华已去，血脉已尽，虽遇岐伯，无如之何。病人本色黑，欲如重漆之泽，有光润者佳，面色不欲黑如炭。若面黑目白，八日死，肾气内伤也。病人色青如翠羽者生，青如草滋者死；赤如鸡冠者生，赤如衃血者死；黄如蟹腹者生，黄如枳实者死；白如豕膏者生，白如枯骨者死；黑如乌羽者生，黑如煤炱者死。凡相五色，面黄目青，面黄目赤，面黄目白，面黄目黑，皆不死。病人目无精光及齿黑者，不治。病人面失精光如土色，不饮食者，四日死。病人及健人面色忽如马肝，望之如青，近之如黑，必卒死。

仲景曰：鼻头色青，腹中痛，苦冷者死。鼻头色微黑者。有水气，色黄者，胸上有寒，色白者，亡血也。

设微赤非时者死，其目正圆者痉，不治。又色青为痛，色黑为劳，色赤为风，色黄者便难，色鲜明者有留饮。

（二）望舌法

望舌苔之法，总以粗细燥滑，分寒热阴阳。

舌苔二字，须要分看，舌是舌，苔是苔。舌所以察元气之盛衰，苔所以审病状之浅深。舌苔须分作三部看，舌尖属上焦，舌心属中焦，舌根属下焦，此分看法也。薄苔为上焦，稍厚为中焦，最厚为下焦，此合看法也。病之现于苔者，外感居多。本篇所述，乃伤寒之舌苔。学者苟能善悟，即此以推察六淫之舌苔，内伤之舌苔，通一毕万，应用自无穷矣。

1.白苔

伤寒邪在皮毛，初则舌有白沫，次则白涎白滑，再次白屑白泡，有舌中、舌尖、舌根之不同，是寒邪入经之微甚也。舌乃心之苗，心属南方火，当赤色，今反见白色者，是火不能制金也。初则寒郁皮肤毛窍，不得疏通，热气不得外泄，故恶寒发热，在太阳经则头痛身热，项背强，腰脊疼等。传至阳明经，则有白屑满舌，虽证有烦躁，如脉浮紧者，犹当汗之。在少阳经者，则白苔白滑，用小柴胡汤和之，胃虚者理中汤温之。如白色变黄者，大柴胡、大小承气分轻重下之。白苔亦有死症，如根尖俱黑而中则白，乃金水太过，火土气绝于内，虽无凶症，亦必死也。若白苔老极，如煮熟相似者，心气绝而肺色乘于上也。始因食瓜果冷水等物，阳气不得发越所致，为必死之候，用枳实理中，间有生者。

2.黄苔

黄苔者，里症也。伤寒至阳明腑实，胃中火盛，火乘土位，故有此苔，当分轻重泻之。初则微黄，次则深黄而滑，甚则干黄、焦黄也。其症有大渴，大热，便秘，谵语，癥结，自利，或失汗发黄，或蓄血如狂，皆湿热太盛所致。若有目黄如金，身黄如橘，宜茵陈蒿汤、五等散、栀子柏皮汤等。如蓄血在上焦，宜犀角地黄汤，中焦桃仁承气汤，下焦代抵当汤。凡血症见血则愈，切不可与冷水，饮之必死。大抵舌黄症虽重，若脉长者，中土有气也，下之则安。如脉弦，下利，舌苔黄中有黑色者，皆危症也。如干黄苔下之后，反大热而喘，脉躁者死。舌苔黑滑，下之后大热，脉躁者死。黄苔中乱生黑斑者，其症必大渴，谵语，身无斑者，大承气汤下之。如脉涩谵语，循衣摸床，身黄斑黑者，俱不治，出稀黑粪者死。黄苔从中至尖通黑者，乃火土燥而热毒最深也，两感伤寒必死，恶寒甚者亦死。如不恶寒，口燥咽干而下利臭水者，用调胃承气汤下之，十中可救四五。口干齿燥形脱者，不治。舌根灰色而尖黄，虽比黑根之少轻，如再过一二日亦黑也，难治。无烦躁直视，脉沉而有力者，大柴胡加减治之。舌根黑，尖

黄，黑多黄少者，胃气已绝也，虽无恶症恶脉，亦恐暴
变一时。舌苔老黄极而中有黑刺者，皆由失汗所致，邪
毒内陷已深，急进调胃承气汤，十中可保一二。

3.黑苔

伤寒舌见黑苔，最为危候，盖系里症非表症也。如
两感一二日间见之，必死。若白苔上渐渐中心黑者，是
伤寒邪热传里之候。红舌上渐渐黑者，是瘟疫传变，坏
症将至也。黑苔有纯黑，有黑晕，有刺，有膈瓣，有瓣
底红，有瓣底黑，大抵尖黑犹轻，根黑最重，全黑者纵
有神丹，亦难施救。遍舌黑苔，是火极似水，脏气已
绝，脉必结代，一二日必死。黄苔久而变黑者，乃实热
亢极之候，必掘开舌苔视舌本，红者可与大承气汤。舌
本黑者，虽无恶症恶脉，必死不治。满舌黑苔，干燥而
生大刺，揉之触手而响，掘开刺底红者，心神尚在，法
当下之。若刮去芒刺，底下肉色俱黑者，不必辨其何经
何脉，必死不治。舌黑烂而频欲自啮者，必烂至根而
死，不治。两感一二日，舌中黑，边白厚者，难治。舌
干黑而短，厥阴热极已深，或食填中脘，肿胀所致，大
剂大承气汤，十中可救一二。服后粪黄热退者生，粪黑
热不止者死。舌灰色而无苔，直中三阴而夹冷食也，脉
必沉细而迟，不烦，不渴，附子理中、四逆汤救之。次
日舌变灰，中有微黄色者生，渐渐灰缩干黑者死。舌色
黑灰重叠者，温邪热毒传遍三阴也，晕一二重者，宜凉

膈、双解、解毒、承气等汤下之，晕二三重者，必死。亦有横纹二三层者，与重晕同为危证。舌灰而根黄，乃热传厥阴而胃中复有停滞也。伤寒六七日，不利便，发热而利，汗出不止者死，正气脱也。舌边灰色而中淡紫，时时自啮舌尖者，少阴厥气逆上也，死不治。舌见灰黑纹裂者，土邪胜水也，用凉膈散、调胃承气汤，十中可救二三。下后渴不止，热不退者，不治。舌色纯蓝色者，中土阳气衰微也，百不一生。微蓝或稍见蓝纹者，木气乘土也，小柴胡去黄芩加炮姜。若因寒物结滞者，急宜附子理中汤。

4.紫苔

纯紫苔，因以葱酒发汗，酒毒入心也，或因酒后伤寒所致，宜升麻葛根汤加石膏、滑石。心烦懊侬者，宜栀子豉汤，防其发斑也。紫苔中有红斑者，身必发赤斑也，宜化斑解毒汤加葛根、黄连、青黛。有下症者，宜凉膈散。舌淡紫带青而润，中绊青黑筋者，伤寒直中阴经也，必四肢厥冷，脉沉面黑，四逆汤主之。舌紫短者，食滞中宫，而热传厥阴也，与大承气汤。下后热退，脉静，舌和者生，否则死。舌紫如煮熟者，邪入厥阴至笃之兆，宜当归四逆汤。舌现酱色者，为寒伤太阴，食停胃腑之症也。轻者苔薄，虽腹痛，不下利，宜桂枝汤加橘皮、半夏、枳实、厚朴，甚加大黄，冷食不消加干姜、厚朴。苔厚而腹痛甚不止者，必危。盖此种舌苔，乃黄兼黑色，为土邪胜水之症。唇干大渴，虽用下夺，鲜有得愈。

5.妊娠舌苔

妊娠患症，邪入经络，轻则母病，重则子伤，枝伤果必坠，理所必然也。舌黑者，子母俱死。面赤舌微黑者，当必保胎。舌灰黑者，邪入子宫也，其胎必不能固。若面赤者，根本未伤，宜急下之，以救其母。面舌俱赤者，子母无虞，随症治之可也。面白舌赤者，母气素虚也。面黑舌赤者，子得生而母殒；面赤舌青者，母无妨而子殒。面黑而舌干卷短，或黄黑刺裂，乃里症至急，不下则热邪伤胎，下之则危在顷刻，如无直视、循衣、撮空等症，十中可救一二。总之，色泽则安，色败则毙。有面舌俱白，母子皆死者，盖色不泽矣。

（三）望齿法

齿为肾之余，龈乃胃之络，热邪不燥胃津，必耗肾液。盖胃脉络于上龈，大肠脉络于下龈，血循经络而行，邪深必动血。阳血者色必紫，紫如干漆，是谓阳明之血，可清可泻。阴血者色必黄，黄如酱瓣，是谓少阴之血。阳血若见，安胃为主；阴血若见，救肾为先。然黄如豆瓣色者多险，以阴下竭而阳上厥也。齿光燥如石，胃热甚矣，若有无汗、恶寒之兼症，宜辛凉透汗为要。色如枯骨，肾液已竭，为难治之症。如上半截润者，水不上承，心火上炎也，急宜清心救水，以枯处转润为妥。咬牙啮齿者，是湿热化风，痉病之象。但咬而不啮齿者，是阳明胃热走其络也。咬牙而脉症皆衰者，是胃虚无谷以内荣也。舌本不缩而硬，牙关咬定难开者，若非风痰阻络，即是欲作痉症，用酸物擦之即开。齿垢如灰糕样者，胃气无权，津亡湿浊用事也，多死。初病齿缝流清血，痛者出于龈，是胃火冲激也；不痛者出于牙根，是龙火内燔也。齿焦无垢者死，肾水枯故齿焦，胃液竭，故无垢也。齿焦有垢者，肾热劫胃火，虽盛而津液尚未竭也，当以调胃承气汤微下之，肾水亏者，以玉女煎清胃火而滋肾水，时法用知柏地黄汤。

（四）望全身法

鼻为肺之官，所以司呼吸也；目为肝之官，所以辨颜色也；口唇为脾之官，所以纳水谷也；舌为心之官，所以辨滋味也；耳为肾之官，所以听声音也。故肺病则喘息鼻张，肝病则眦青目赤，脾病则唇黄而揭，心病则舌卷短以赤，肾病则颧与颜黑。故察五窍之外状，即能知五脏之内病。五脏六腑之精气，皆上升于头以成七窍之用，故头为精明之府，如头低垂而不能举，目深陷而无光者，是精神将夺之兆也。背乃脏俞所系，为胸中之府，如背曲肩随，是府将坏之兆也。肾系于腰，故腰为肾之府，如转摇不能，是肾将惫之兆也。膝为筋之府，屈伸不能行则伛俯，是筋将惫之兆也。髓充于骨，故骨为髓之府，不能久立，行则振掉，是骨将惫之兆也。手太阴气绝则皮毛焦，太阴本行气温于皮毛者也，故气不荣则皮毛焦，皮毛焦则津液去，津液去则皮枯毛折，毛折者则毛先死，丙笃丁死，火胜金也。手少阴气绝则脉不通，脉不通则血不流，血不流则发色不泽，故其面黑如漆柴者血先死，壬笃癸死，水胜火也。足太阴气绝则脉不荣肌肉，唇为肌肉之本，脉不荣则肌肉软，肌肉软则肉痿人中满，人中满则唇反，唇反者肉先死，甲笃乙死，木胜土也。足少阴气绝则骨枯，少阴者冬脉也，伏行而濡骨髓者也，故骨不濡则肉不能着也，骨肉不相亲则肉软却，故齿长而垢，发无泽，发无泽者骨先死，戊笃己死，土胜水也。足厥阴气绝则筋绝，厥阴者肝脉也，筋为肝之合，其脉聚于阴器而络于舌本者也，故脉不荣则筋急，筋急则引舌与卵，故唇青、舌卷、卵缩则筋先死，庚笃辛死，金胜木也。五阴之气俱绝，则目系转，转则目运，目运则志先死，志先死则远一日半死矣。六阳气绝，则阴与阳相离，离则腠理发泄，绝汗乃出，故旦占夕危，夕占旦死。太阳之脉其终也，目上视，背反张，手足瘛疭，其色白，绝汗出乃死也。少阳终者耳聋，百节皆纵，目睘系绝，色见青白，乃死也。少阴终者面黑，齿长而垢，腹胀闭不通而死也。太阴终者腹胀闭，不能息，善噫，善呕，呕则逆，逆则面赤，不逆则上下不通，面黑，毛发焦而终也。厥阴终者中热，嗌干，善溺，心烦，甚则舌卷，卵上缩而终也。

其有大骨枯槁，大肉陷下，虽非即死之症，亦不祥之兆也。大骨枯槁者，肾败也，以其肾主骨故耳。大骨指肩、脊、腰、膝、肘等处而言，若见肩垂项倾，腰重膝败之症，即是枯槁现象。大肉陷下者，脾败也，以其脾主肉故也。大肉指尺肤、臀肉而言，如见尺肤之削，臀肉之去，即是陷下现象。肺主气，气满喘息，则肺败矣。气不归原，形体振动，孤阳外浮，而真阴亏矣，如是者，死期不出六月。若加以内痛引肩背，病及心经矣，死期不出一月。若加以内痛引肩项，身热，脱肉，卧久而筋肉结聚之处，肘膝后肉如块者已经破裂，是五脏已俱伤矣。真脏脉见，十日内必死。再加以目眶内陷，目能见人者，至其所不胜时而死，不能见人者立刻死。但大骨枯槁，大肉陷下，骨髓肉消，动作益衰而未见他症者，一岁而死。

（五）验口唇法

伤寒验口中干湿，可以定其病之表里寒热。然验口更当验唇。口唇关手足阳明肠胃二经，又关手足太阴脾肺二脏。故见外感而验唇色红润者，里未有热也，但宜辛温散表。若唇色干枯，则里有热也，宜清里。唇色焦黑，烦渴消水者，里热已极，当用凉膈散等。又有谵语发狂，唇色干焦，服寒凉而热不解者，此食滞中焦，胃中蕴蓄发黄发热，是以用凉药则食滞不消，用辛温发散则碍里热，宜以保和散冲竹沥、萝卜汁，或栀子豉汤加陈皮、枳实治之。上唇属肺与大肠，上唇焦而消渴饮水，热在上，主肺。上唇焦而不消渴饮水，热在下，主大肠有燥粪。下唇属脾与胃，下唇焦而消渴饮水，热在阳明胃。下唇焦而不消渴饮水，热在太阴脾。至于里热唇焦，食滞唇焦，积热伏于血分而唇焦，惟以渴不渴、消水不消水分别。然食滞唇焦，又有食滞已久，蒸酿发热，亦能作渴消水者，又当参其脉象若何。脉若滑大不数，食未蒸热，口亦不渴。若滑大沉数，食已发热，口亦作渴。故虽谵语发狂而脉滑不数，渴不消水者，亦当以食滞治之，若以寒凉抑遏，则谵语发狂愈甚，甚则口噤不语矣。

二、闻诊

声者，气之从喉舌而宣于口者也。新病之人声不变，小病之人声亦不变，惟久苛病，其声乃变，迨及声变，则病机显呈而莫逃，所可闻而知之者也。经云：闻而知之者，谓之圣，果何修而若是？古人闻隔垣呻吟叫哀，未见其形先得其情，若尽心体验，积久诚通。如瞽者之耳偏聪，斯则分心于耳也。然必问津于《内经》《金匮》，以求生心变化，乃称为神耳。《内经》以宫、商、角、徵、羽五音，呼、笑、歌、哭、呻五声，以参求五脏表里虚实之病。五气之邪，其为肝木在音为角，在声为呼，在变动为握；心火在音为澂，在声为笑，在变动为忧；脾土在音为宫，在声为歌，在变动为哕；肺金在音为商，在声为哭，在变动为咳；肾水在音为羽，在声为呻，在变动为栗。变动者，改其常志也，以一声之微，分别五脏，并及五脏变动，以求病之善恶，法非不详。然人之所以主持一身者，尤在气与神焉。经谓中盛脏满，气胜伤恐者，声如从室中言，是中气之湿也。谓言而微，终日乃复言者，此夺气也。谓言语善恶不避亲疏者，此神明之乱也。是听声中并可得其神气之变动，义更精也。《金匮》复以病声内合病情，谓病人语声寂寂然喜惊呼者，骨节间病。语声喑喑然不彻者，心膈间病。语声啾啾然细而长者，头中病。只此一语而上中下三焦受病，莫不有外形可征，妙义天开，直可隔垣洞悉。语声寂寂然者，不欲语而欲嘿也。静嘿者，少阴主静之象，喜惊呼者，又系厥阴所主。何以知之？盖厥阴在志为惊，在声为呼，今病本缄默，而有时惊呼者，此病在肝肾也。肝主筋，肾主骨，故知其为骨筋间病，此属下焦。喑喑然声出不彻者，声出不扬也，胸中大气不转，出入升降之机艰而且迟，是可知其病在中焦胸膈间也。啾啾然细而长者，头中病也，此属上焦。得仲景此段，更张其说，而闻声察病，愈深愈广，所谓书不尽言，学者贵乎善悟。神而明之，存乎其人。

三、问诊

（一）问症要旨

病人之爱恶苦乐，即病情虚实寒热之征也。所爱所乐，必其所不足；所恶所苦，必其所有余。故身大热而反喜热饮，即知其为假热真寒，其口气必不奔腾，大溲必不秘结，小溲必不短赤。身寒战而反喜寒饮，即知其为假寒真热，其口气必定奔腾，大溲必定秘结，小溲必定短赤，或且目红而畏火也。《内经》曰：临病人问其所便。故吾人望色切脉而知之，不如病人自言之为尤真切。惟病人有不能言之处，或则言而不知其所以然之故，则赖吾人推求其理耳。吾人正可因其言而知其病之所在。陈修园曰：凡诊病必先问是何人，或男或女，或老或幼，或妾婢童仆。问而不答，必是耳聋者，须询其左右平素何如，盖恐病久致聋，或汗下致聋者。问而懒答或点头者，此必中虚也。答非所问，则昏愦不知人矣，是暴厥？是久病？须当细审。诊妇人，必当问月信经期之或前或后，或多或少。月水之色或淡或红，或紫或块，不可忽略，关系极大也。寡妇室女，气血多半凝滞，两尺多滑，不可误断为胎。此问症之要旨也。

（二）问症次序

凡人病家，问症须有次序。先观面色，次切脉，次看舌苔次察其周身之形状毕，然后开口询问。询问之间，须细心察其声音，察其气息，以合于所问之病情，四诊互参，比其同而究其异。病情既得，然后立方施治，性命攸关，慎毋草草。开口第一句，首问其病起于何日？盖日少为新病，实证居多，日多为久病，虚症居多也。曾食何物？如食冰而病，药用冰煎，若伤肉食，用草果、山楂之类。曾有劳、怒、房欲等事否？盖怒则伤肝，劳则内伤元气，房欲则伤肾也。次问初起何症？如初起时头痛发热恶寒者，属外感也；如初起时心腹疼痛及泻痢等症者，属内伤也。后变何病？如痢变泻变疟为轻，疟泻变痢为重；先喘后胀病在肺，先胀后喘病在脾；先渴后呕为停水之类是也。现在口渴思饮否？盖口不渴内无热也，口渴欲饮为热；渴不引饮而胸闷者，为湿热；年老之人，口干不欲饮，为津液少；若漱水不欲咽，为蓄血，为阴极发燥。喜热喜冷否？喜热为内寒，喜冷为内热也。口中何味？盖味苦为热，味咸为寒，淡腻为湿，甘为脾热，伤食为酸也。思食否？盖伤食不思食，杂症思食。思食为有胃气则生，绝食为无胃气则死也。五味中喜食何味？盖喜甘者，是脾弱也，喜酸者，是肝虚也，余可类推。胸中宽否？如不宽者，伤食痰积气滞之症也。腹中有无痛处？无痛者，病不在内，主虚。有痛处，主食积痰血之类。有痛处而手按则减者，为虚。然有痛之虚，亦须细审其部位之上下。如心口痛者，乃心包络痛也。其心痛者，手足寒至节，不治。胸膺痛者，肺气不调也。胃脘痛者，胃气不和也。两胁痛者，肝胆病也。大腹痛为脾之病，小腹痛为肝肾病。大小便如常否？小便短而黄赤或秘为热，清白为寒，完谷不化为寒。然亦有热迫妄行不及化谷者。大抵热迫不及化谷者，气必酸臭，小便必黄赤或短也。足冷暖否？足暖是阳症，足冷是阴症，乍冷乍暖便结属阳，大便如常属虚。次问平日劳逸、喜、怒、忧、思及素食何物。劳则气散，逸则气滞，喜则伤心，怒则伤肝，忧则伤肺，思虑则伤脾，恐则伤肾，素食厚味则生痰，醉酒则发热。四诊合参，而审症尚不能真确者，未之闻也。

一问寒热

初读诸问，似觉难解。后读六经证治，自知其妙。

一问寒热者，凡人初感六淫之邪，未有不由寒热而病也。然有恶寒、恶风、发热、潮热、寒热、烦热、身热之不同。成无己曰：风寒客于营卫之中，则洒淅恶寒。恶寒与寒热不同。寒热者，寒时即不热，热时即不寒。恶寒则随寒随热，随热随寒，啬啬恶寒，翕翕发热，同时并发也。恶寒与恶风不同。古人不言恶风者，省文也。恶风者，有风则恶，无风即不恶。苟得居密室之内，帷帐之中，即舒缓而无所畏。一或用扇，一或当风，淅淅而恶矣。至于恶寒者，不待有风而自寒，虽身大热而不欲去衣被，甚至下帷向火而犹不能遏其寒也。

此恶寒、恶风之不同也。发热者，怫怫然发于皮肤之间，熇熇然散而成热也。与潮热、寒热、烦热不同。潮热者，其热如海中之潮水，来去不失其时，一日一发，热有定时。若一日二三度发，即是发热，不是潮热。寒热者，寒热来去分明，即是往来寒热。寒时则不热，热时即不寒。若寒热不分，随寒随热，随热随寒，常常发热，常常恶寒，即是发热恶寒，不是寒热。烦热者，烦而热，为热所烦，其热无时而遏者也。非若发热之怫怫然发于肌表，有时而已，时发时止也。更有身热，全身皆热，热不恶寒，与烦热略相似。所以异者，烦热有烦，身热未必有烦耳。发热有在表者，翕翕发热是也；有在里者，蒸蒸发热是也。所谓蒸蒸发热者，言若熏蒸之蒸，谓其热在肌肉也。发热与烦热，是太阳经病；身热与蒸蒸发热，是阳明经病；潮热，是阳明腑病；寒热往来，是少阳经病。此三阳寒热之不同如此，故医家不可无问法也。

二问汗

问有汗无汗，则知病之有实有虚，而六淫之气亦易明也。设自汗、盗汗、头汗、手足汗、无汗，何以别之？曰：不因发散而自然汗出，名曰自汗；睡而汗出，曰盗汗；但头部汗出，身无汗者，名曰头汗；余处无汗，只手足汗出，曰手足汗。不因发散而自然汗出，名曰自汗。自汗之状，濈濈然润，絷絷然出也。有伤寒中风之自汗，如发热自汗出而不愈者是；有太阳中暍之自汗，如汗出恶寒，身热而渴者是；有风湿之自汗，如多汗出而濡者是；有阳明越热，阳明热结之自汗，如阳明发热汗出，此为越热。阳明病，发热汗多，急下之者是。若汗出恶风及微寒者，为表未解。汗出不恶寒者，为表已解，里未和也。汗漏不止而恶风，及发汗后恶寒者，为表虚。至于汗出发润，与其出之如油，或大如贯珠着身，出而不流，皆为不治之症。睡而汗出，曰盗汗，盗汗与自汗不同。自汗者，不必睡去而汗自出。盗汗则不睡汗不出，才一睡去即溱溱然出也，觉来即止而不复出。杂病盗汗为阴虚，外感盗汗为邪在半表半里。因邪气在表，则自然汗出。此则邪气侵行于里，外连于表，睡则卫气行于里，乘表中阳气不密，津液得泄，故睡而汗出，觉则气散于表而汗止。仲景曰：微盗汗出，反恶寒者，表未解也。阳明病脉浮者，必盗汗。三阳合病，脉浮大，上关上，但欲眠睡，目合则汗。此外感盗汗，不能与杂病盗汗混同施治也。但头部汗出，身无汗者，名曰头汗。盖头为诸阳之会，三阴之经皆上至颈胸中而还，不循于头，独诸阳脉上循于头，故邪传诸阳，津液上凑，则汗见于头也。头汗之症，约有数端：有热不得越而上达之头汗，如但头汗出，身无汗，齐颈而还，小便不利，渴饮水浆，此为瘀热在里，身必发黄者是也；有热郁于内而不得越之头汗，如热入血室，与其虚烦，或阳明被火及水结胸，皆但头汗出者是也；有邪气半在表半在里之头汗，如伤寒五六日，已发汗而复下之，胸胁满微结，小便不利，渴而不呕，但头汗出，往来寒热，心烦，及伤寒五六日，头汗出，微恶寒，手足冷，心下满，口不饮食，大便硬，脉细者是也；有寒湿相搏之头汗，如湿家但头汗出，欲得被覆向火者是也。头汗亦有死症。如关格不通，不得尿，头无汗者生，有汗者死；湿家下之，额上汗出，小便不利者死，下利不止者亦死是也。余处无汗，只手足汗出，名曰手足汗，手足汗为阳明症。盖四肢为诸阳之本，而胃主四肢，故手足汗出为阳明症。有热聚于胃之手足汗，如手足濈然汗出者，此大便必硬也。手足漐漐汗出，大便难而谵语者，下之则愈是也。有寒聚于胃之手足汗，如阳明中寒者，不能食，小便不利，手足濈然汗出，此欲作痼瘕是也。夫阳明为津液之主，故阳明有自汗之症，有头汗之症，有手足汗之症。所以然者，热得外达为热越，故一身自汗。热不得越，则热气上腾，故头汗出。邪聚于胃，则津液旁达，故手足濈然汗出。无汗之由，约有数端：一因腠理致密也。如太阳病恶寒无汗而喘，及脉浮紧，无汗发热，及不汗出而烦躁。阳明病反无汗而小便利，二三日呕而咳，手足厥，苦头痛，鼻干，不得汗，脉浮，无汗而喘，与刚痓者皆是；一因邪气内传也。如阳明病，无汗，小便不利，心中懊恼者，身必发黄，及伤寒发热无汗，渴欲饮水，无表症者，白虎加人参汤主之，与夫三阴为病，不得有汗皆是；一因于水饮内蓄也。如服桂枝汤或下之，仍头项强痛，翕翕发热，无汗，心下满微痛，小便不利者，桂枝去桂加茯苓白术汤主之者是；一因于无阳也。如脉浮而迟，迟为无阳，不能作汗，其身必痒者是；一因于久虚也。如阳明病，反无汗，其身如虫行皮中之状，此以久虚故也是；更有死症之无汗。如热病脉躁盛而不得汗，是谓阳脉之极，必死。当汗不汗，服汤一剂，病症仍在，至于服三剂而不汗者，死病也。

三问头身

头身者，头痛、头眩、项强、体痛、身疼痛、骨节疼痛是也。三阳经脉皆上于头，而太阳独主一身之表。故病在三阳，皆有头痛症，而太阳表病，尤以头痛为标识。如太阳病头痛，发热，身疼，腰痛，骨节疼痛，恶风，无汗而喘者，麻黄汤主之。太阳病，头痛，发热，汗出，恶风者，桂枝汤主之。故伤寒不大便六七日，头痛有热者，即未可与承气汤，以头痛属表症也。太阳头痛与阳明少阳头痛，有何分别？曰：头痛而兼项强，恶寒恶风，脉浮，此太阳头痛也。头痛而兼身热，不恶寒，便秘，不欲食，脉长，此阳明头痛也。头痛而兼寒热往来，胸胁满，口苦，咽干，目眩，脉弦，此少阳头痛也。三阴之脉，太阴少阴二经皆上至颈胸中而还，不上循头。惟厥阴之脉，循喉咙之后，上至颃颡，连目眦上出额，与督脉会于巅顶，故厥阴独有头痛症。如干呕吐涎沫，头痛者，吴茱萸汤主之是也。此皆外感头痛。更有头痛，痛甚入连于脑，而手足寒者，此为内伤头痛，不可发散也。头眩之症不一而足，有眩，有运，有冒，三者形俱相近。运转之谓运，即是头旋；蒙冒之谓冒，即是昏迷。至于眩有兼运者，名之曰眩运；有兼冒者，名之曰眩冒。眩是少阳症。故太阳与少阳并病，则头项强痛，眩冒，时如结胸，心下痞硬，当刺大椎第一间、肺俞、肝俞，慎不可发汗。心下硬，颈项强而眩者，当刺大椎、肺俞、肝俞、慎勿下之。阳明中风，亦有头眩症。如阳明病，但头眩，不恶寒，故能食而咳，其人必咽痛者是。至诸逆发汗，剧者，言乱目眩者，则属死症也。项强，则为太阳经症，其故因太阳之脉，上连风府，故头项痛，腰脊强。同一太阳病，项背强几几，汗出恶风者，为桂枝加葛根汤症。无汗恶风者，为葛根汤症。更有痉病、结胸病项亦强，如病者身热，足寒，颈项强急，恶寒时头热、面赤、目赤、独头动摇、卒口噤、背反张者，痉病也。其故因太阳伤寒或中风，加之寒湿而成也。太阳病，其症项背强几几，然脉反沉迟者，为痉病，栝蒌桂枝汤主之。结胸病，项亦强，如柔痉状，下之则和，宜大陷胸丸。体与身有别，头与四肢谓之体，全身谓之身。凡头项强痛，胸胁痛，或四肢痛，或脊背痛，或一手一足与项背痛，皆名曰体痛。全身无一处不痛，则曰身疼，曰身体疼痛。骨之有节处痛，则曰骨节痛。痛之甚者，谓之疼。凡头痛，身体疼痛，骨节疼痛，皆属太阳经病。痛各有异，而三阳攸分，不问何以别乎？

四问便

医者欲知病人脏腑之寒热虚实，必当问其从内所出者，故凡病当验二便。仲景以小便不利、小便赤定伤寒里热，小便利、小便白定里无热。以大便不通、大便硬定其里热，自下利、下利厥冷定其里寒。故治病以二便定人寒热，以二便定人燥湿，以二便定人虚实，再无差误。然论二便，亦宜详细。例如大便干结，知其热矣，然大便滑泄，黄色为热，人多忽之矣。小便黄赤，知其热矣，然小便色白而混浊亦为热，人多忽之矣。又如大便干结，知其热矣，亦有血枯精竭，用不得苦寒者。又如小便黄赤，知其热矣，亦存食滞中焦，黄赤混浊，用寒凉反不清，用辛燥辛温而清利者。

五问饮食

问饮食者，一可察胃口之清浊，二可察脏腑之阴阳。病由外感，而食不断者，知其邪未及脏。而恶食不恶食者，可知病因内伤。而饮食变者，辨其味有喜恶。而爱热爱冷者，可知素欲温热，知阴脏之宜暖。素好寒冷者，知阳脏之可清。或口腹之失节，以致误伤，而一时之权变，可因以辨。故饮食之性情，所当详察，而药饵之宜否可因推也。又凡诸病得食稍安，与得食更甚者，有虚有实，当辨而治之。如痰火症、虫症，皆得食稍安。而痰火症，更有初服温补极相安者。其中消善食属于火者，是实症矣。亦有火盛反不能食，胃热不杀谷也。更有阴液久耗，胃阳陡越之"除中症"，能食善饥，俨如消热症，但脉必虚大，按之细软无神，纵与大剂填阴，亦不救也。虽不多见，不可不知。至于热症喜饮，寒症恶饮，人皆知之。而热症挟湿挟痰者，亦不喜饮，或喜沸饮，皆不可误指为寒也。喜饮而不多者，今人但以为阴虚，而不知亦有挟痰饮者。

六问胸

胸者，统胸胁腹而言也。心之上，谓之胸。胃之旁，谓之胁。脐之上下，谓之腹。腹胸之病极多，难以尽悉，故临症必当问也。如胸膈间气塞满闷者，曰胸满，与心下满异。胁肋下气胀膜满，曰胁满，与腹满不同。邪气自表传里，必先自胸膈。次经心胁而入胃，故胸满多挟表症。胁满则为半表半里症。如下后，脉促胸满者，桂枝去芍药汤主之。太阳与阳明合病，喘而胸满者，不可下，宜麻黄汤，皆表症也。如胸胁满而不去者，小柴胡汤主之。本太阳病不解，转入少阳者，胁下硬满，干呕不能食，往来寒热，尚未吐下，脉沉紧者，与小柴胡汤。伤寒四五日，身热恶风，颈项强，胁下满，手足温而渴者，小柴胡汤主之，皆半表半里症也。胸满更有宜吐症。盖满而不痛，谓之痞，而痞又有虚实之分。如发汗，若下之，而烦热胸中窒者，栀子豉汤主之，此虚痞也。病如桂枝症，头不痛，项不强寸脉微浮，胸中痞硬，气上冲咽喉不得息者，此为胸中有寒也，当吐之，宜瓜蒂散，此实痞也。正当心下高起，满硬者，名曰心下满。有由误治而成之心下满，有不由误治而成之心下满。误治而成之心下满，又有结胸与痞气之分。盖病发于阳而反下之，热入因作结胸。病发于阴而反下之，因作痞。结胸之状，硬满而痛。痞气之状，满而不痛。如伤寒五六日，呕而发热者，柴胡症具，而以他药下之，柴胡症仍在者，复与柴胡汤，此虽已下之，不为逆，必蒸蒸而振，却发热汗出而解。若心下满而硬痛者，此为结胸，大陷胸汤主之。但满而不痛者，此为痞，宜半夏泻心汤。脉浮而紧，而复下之，紧反入里，则作痞，按之自濡，但气痞耳。心下痞，按之濡，其脉关上浮者，大黄黄连泻心汤主之。太阳病，重发汗而复下之，不大便五六日，舌上燥而渴，日晡所小有潮热，从心下至少腹硬满而痛不可近者，大陷胸汤主之。其不由误治而成之心下满，如手足厥冷，脉乍紧者，邪结在胸中，心下满而烦，饥不能食者，病在胸中，当须吐之，宜瓜蒂散。脉浮而大，心下反硬，有热属脏者，攻之，不令发汗。小结胸病，正在心下，按之则痛，脉浮滑者，小陷胸汤主之。此不由误治而成之心下满，与由误治而成之心下满，治法之不同如此。肚胀，名曰腹满，有里虚里实之分。如阳明病，脉迟，虽汗出不恶寒者，其身必重，短气腹满而喘，有潮热者，此外欲解，可攻里也。手足濈然汗出者，此大便已硬也，大承气汤主之。若汗多，微发热恶寒者，外未解也，其热不潮，未可与承气汤。若腹大满不通者，可与小承气汤微和胃气，勿令大泄下。少阴病六七日，腹胀不大便者，急下之，宜大承气汤。大下后，六七日不大便，烦不解，腹满痛者，此有燥屎也。所以然者，本有宿食故也，宜大承气汤。发汗不解，而腹满痛者，急下之，宜大承气汤。腹满不减，减不足言，当下之，宜大承气汤。此皆里实腹满之治法。伤寒吐后，腹胀满者，调胃承气汤主之。此乃里实挟虚之治法。如本太阳病，医反下之，因而腹满时痛者，属太阴也，桂枝加芍药汤主之。大实痛者，桂枝加大黄汤主之。伤寒下后，心烦腹满，卧起不安者，栀子厚朴汤主之。此皆虚中挟湿之治法。如腹满时减，复如故，此虚寒从下上也，当以温药和之。发汗后，腹胀满者，厚朴生姜甘草半夏人参汤主之。此是里虚腹满之治法。脐以下名曰少腹，所以，少腹满即是脐下满。成无己曰：少腹满者，非正气也，必有物聚于此而为之满。所谓物者，溺与血耳。邪气聚于下焦，则津液不得通，血气不得行，或溺或血留滞于下，是生胀满而硬痛也。少腹硬，应小便不利，今反利者，为蓄血也。少腹硬，小便不利者，为无血也。小便自利，其人如狂者，血证谛也。太阳病不解，热结膀胱，其人如狂，血自下，下者愈。其外未解者，尚未可攻，当先解外，外解已，但少腹急结者，乃可攻之，宜桃仁承气汤。是小便利之少腹满为蓄血，小便不利之少腹满为蓄水，蓄水宜五苓散，治法迥别矣。

七问聋

耳者宗脉之所聚也，又为少阳经脉所绕。经曰：肾者作强之官，伎巧出焉，开窍于耳。又曰：心气通于耳。问之非惟可辨虚实，且可辨其死生。凡人之久聋者，此一经之闭，无足为怪。惟是因病而聋者，不可不辨。其在《热论篇》则曰：伤寒三日，少阳受之，少阳主胆，其脉循胁络于耳，故胸胁痛而耳聋。仲景云：少阳中风，两耳无所闻。此皆以风寒之邪在经，气闭而然，所谓暴发之疾，因外感而作也。至由内伤精气，相火上冲者，不可不问。《素问》曰：精脱者耳聋，中气不足者亦耳聋。喻嘉言曰：相火上冲，由暴怒而耳聋者，非龙胆泻肝汤所能治，当归芦荟丸治之立愈，余亦治之屡矣。凡耳聋有轻重，重者病重，轻者病轻。若随治随轻，可察其病之渐退矣。进则病亦进矣。若病至聋极，绝然无闻者，此诚精脱之症矣。

八问渴

仲景云：太阳病，发热而渴，不恶寒者，名曰温病。此以初病即发渴，而别其为伏气温病，由内而发也。若伤寒渴者，何以别之？成无己曰：渴者里有热也。伤寒之邪，自表传至里，则必有证随其邪之浅深而见焉。虽曰一日在皮，二日在肤，三日在肌，四日在胸，五日在腹，六日入胃，其传经者，又有证形焉。太阳主卫外之气而先受邪，当一二日发，头项痛而腰脊强者是也。太阳传阳明，则二三日发，身热，目疼而鼻干，不得卧矣。阳明传少阳，则三四日发，胸胁痛而耳聋。此三阳皆受病，为邪在表而尤未作热，故少言渴。至四五日，少阳传太阴经，邪气渐入里，寒邪渐成热，当是时也，津液耗少，故腹满而咽干。至五六日，太阴传少阴，是里热又渐深也，当此之时，则津液为热所搏，渐耗而干，故口燥舌干而渴。及至六七日，则少阴之邪传至厥阴，厥阴之为病，消渴，为里热已极矣。所谓消渴者，饮水多而小便少，谓其热能消水也。所以伤寒病至六七日，而渴欲饮水者，为欲愈之病，以其传经尽故也。如仲景云：厥阴病，渴欲饮水者，少少与之愈。邪气初传入里，热气散漫，未收敛成热，熏蒸焦膈，搏耗津液，遂成渴也。病人虽渴欲得饮水，又不可多与之。若饮水过多，热少不能消，故复为停饮诸疾。经曰：凡得时气病，至五六日而渴欲饮水，饮水不能多；勿多与也，何者？以腹中热尚少，不能消之。假令多饮，便更与人作病也。若大渴饮水，犹当依证与之，与之当令不足，勿极意也，言能饮一斗，与五升。又曰：渴欲饮水，少少与之，但以法救之。渴者宜五苓散，至于大渴欲饮水数升者，白虎加人参汤主之，皆欲润其燥而生津液也。凡得病反能饮水，此为欲愈之病。其不晓病者，但闻病饮水自瘥。小渴者，乃强与饮之，因成大祸，不可复救。然则悸动也、支结也、喘咳、嗌哕、干呕、肿满、下利、小便不利数者，皆是饮水过伤。医之问证，当须识此，勿令误也。

四 、切诊

（一）诊寸口论

一难曰：十二经皆有动脉，独取寸口，以决五脏六腑死生吉凶之法，何谓也？然：寸口者，脉之大会，手太阴之动脉也。人一呼脉行三寸，一吸脉行三寸。呼吸定息，脉行六寸。人一日一夜，凡一万三千五百息，脉行五十度周于身。漏水下百刻，营卫行阳二十五度，行阴亦二十五度，为一周也。故五十度复会于手太阴。寸口者，五脏六腑之所终始，故法取于寸口也。

（二）切脉须知

凡诊脉，令病者仰置其掌，视掌后有高骨隆起，是为关部，关前谓之寸，关后谓之尺。医者先以中指取定关部，然后下前后二指于尺寸之间。病人长，则下指宜疏；病人短，则下指宜密。（又有反关脉，须反其手而诊之。此得于有生之初，非病脉也，然不常有。）左寸外以候心，内候膻中；右寸外以候肺，内候胸中；左关外以候肝，内以候膈（胆附焉）。右关外以候胃，内以候脾；两尺以候肾，内以候腹（大、小肠及膀胱附焉）。又寸候上焦，关候中焦，尺候下焦。以胸中主上焦，膈中主中焦，腹中主下焦也。（分配脏腑之法，王叔和、李濒湖、张景岳诸家各有不同，此遵《内经》。）又凡诊脉，以平旦为准。一呼一吸，脉来四至，是为平脉。（心脏一分钟搏动七十二次，呼吸十八回，而脉动应之。故一呼一吸，脉来四至。）五至亦为平脉，因人之呼吸有长短也。三至以下，谓之迟脉，迟主冷病。六至以上，谓之数脉，数主热病。此以至数之多少而言也。轻按之而即得者，谓之浮脉，浮主表病。重按之而始得者，谓之沉脉，沉主里病。此以指下之轻重而言之也。脉细小如线者，谓之细脉，细主诸虚。脉粗大如指者，谓之大脉，大主诸实。此以形象之阔狭而言也。脉来短缩，上不及寸，下不及尺，谓之短脉，短脉主素禀之衰。脉来迢长，上至鱼际，下至尺泽，谓之长脉，长主素禀之盛。此以部位之过与不及而言也。凡此八脉，皆晁而易见，为诸脉之纲领。又及互见之辨：浮而数为表热，浮而迟为表寒；沉而数为里热，沉而迟为里寒。又于表、里、寒、热四者之中，审其为细，则属于虚，审其为大，则属于实。又须于表、里、寒、热、虚、实六者之中，审其为短，知其素禀之衰，治病须兼培其根本。审其为长，知为素禀之盛，攻邪务绝其根株。此凭脉治病之秘法也。以上八脉，其说始于张心在《持脉大法》，最称简当。其他古人所传种种脉法，弃之可也，不弃之亦可也。然亦有不可不知者，兹取其各种脉象，记以简单之语，而纳之于浮、沉、迟、数、细、大六脉之中，以尽其变脉之大要，尽于是矣。

1.浮脉中兼见之脉

浮而有力为洪，洪脉主火；浮而无力为虚，虚主气虚；浮而虚甚为散，散主气血散；浮如葱管为芤，芤主失血；浮如按鼓为革（外强中空，较芤更甚），革主阴阳不交；浮而柔细为濡，濡脉主湿。

2.沉脉中兼见之脉

沉而著骨为伏，伏主邪闭；沉而底硬为牢（与革脉同，但革浮而牢沉），牢主寒实；沉而细软为弱，弱主血虚。

3.迟脉中兼见之脉

迟而不愆（稍迟而不愆四至之期）为缓，缓主无病；

迟而不流利者为涩，涩主血少；迟而偶停（无定数）为结，结主气郁痰滞；迟止而有定期为代（促者，数中一止也；结者，迟中一止也，皆无定数。若有定数，则为之代，大抵三四至中一止）。代脉多死（主气绝，惟孕妇见之不妨）。

4.数脉中兼见之脉

数而流利为滑，滑主痰、主食（若指下清，则主气和）；数而牵转为紧，紧主寒、主痛；数而有止为促，促主阳邪内陷；数而见于关为动（关中如豆动摇），动主阴阳相搏。

5.细脉中兼见之脉

细不显明为微，微主气殃；细小而浮为濡，濡主湿、主气虚（浮脉亦兼之）；细小而沉为弱，弱主血虚（沉脉亦兼之）；细而端直且劲为弦（弦与紧相向，但弦细而紧粗），弦主饮、主腹痛。

6.大脉中兼见之脉

大而涌沸为洪（浮脉亦兼之），洪主热盛；大而坚硬为实，实主实邪。

7.五脏平脉

心脉浮大而散，肺脉浮涩而短，脾脉缓大而敦，肝脉弦长而和，肾脉沉软而滑。

8.四时六气平脉

十二月大寒至二月惊蛰，为初之气，厥阴风木主令。经曰：厥阴之至，其脉弦。春分至立夏为二之气，少阴君火主令。经曰：少阴之至，其脉钩。小满至小暑为三之气，少阳相火主令。经曰：少阳之至，其脉大而浮。大暑至白露为四之气，太阴湿土主令。经曰：太阴之至，其脉沉。秋分至立冬为五之气，阳明燥金主令。经曰：阳明之至，短而涩。小雪至小寒为六之气，太阳寒水主令。经曰：太阳之至，大而长。春脉多弦，夏脉多洪，秋脉如毛，冬脉如石，四季和缓。

9.诊四时脉

从前来者，为之实邪；从后来者，为之虚邪；从所不胜来者，为之贼邪；从所胜来者，为之微邪；自病为正邪。

春肝木旺，其脉弦细而长者，平脉也。反得微浮而短涩者，是肺之乘肝，金之克木，为贼邪大逆，十死不治；反得浮大而洪者，是心之乘肝，子之乘母为实邪，不治自愈；反得沉濡而滑者，是肾之乘肝，母之归子为虚邪，虽病自愈；反得大而缓者，是脾之乘肝，土之畏木为微邪，虽病不死。夏心火旺，其脉浮大而洪者，是平脉也。反得沉濡而滑者，是肾之乘心，水之克火，为贼邪大逆，十死不治；反得大而缓者，是脾之乘心，子之乘母为实邪，不治自愈；反得弦细而长者，是肝之乘心，母之归子为虚邪，虽病当愈；反得微浮而短涩者，是肺之乘心，金之畏火为微邪，虽病不死。季夏六月

67

脾土旺，脉大穰穰而缓者，为平脉也。反得弦细而长者，是肝之乘脾，木之克土，为贼邪大逆，十死不治；反得微浮而短涩者，是肺之乘脾，子之乘母为实邪，不治自愈；反得浮大而洪者，是心之乘脾，母之归子为虚邪，虽病自愈；反得沉濡而滑者，是肾之乘脾，水之畏土为微邪，虽病不死（脾脉旺则不见，衰时即见）。秋肺金旺，其脉微浮而短湿者，是平脉也。反得浮大而洪者，是心之乘肺，火之克金为贼邪大逆，十死不治；反得沉濡而滑者，是肾之乘肺，子之乘母为实邪，不治自愈；反得大而缓者，是脾之乘肺，母之归子为虚邪，虽病自愈；反得弦细而长者，是肝之乘肺，木之畏金为微邪，虽病不死。冬肾水旺，其脉沉濡而滑者，是平脉也。反得大而缓者，是脾之乘肾，土之克水为贼邪大逆，十死不治；反得弦细而长者，是肝之乘肾，子之乘母为实邪，不治自愈；反得微浮而短涩者，是肺之乘肾，母之归子为虚邪，虽病自愈；反得浮大而洪者，是心之乘肾，火之畏水为微邪，虽病不死。（注：虚则补其母，实则泻其子，贼邪防其传，微邪治易愈。《金匮》谓"见肝之病，知肝传脾，当先实脾"，即防贼邪之义也。）

10.男女平脉

男子阳为主，两寸常旺于尺；女子阴为主，两尺常旺于寸。乃其常也，反之者病。

11.禀赋殊异平脉

瘦小之人，气居于表，六脉常带浮洪；肥盛之人；气敛于中，六脉常带沉数。性急之人，脉行似数；性缓之人，脉行如迟。少壮之脉多大，年老之脉多虚。更有六阴六阳脉，六阴脉穴脉常现弱象，六阳脉六脉常现洪象。

12.七诀怪脉

雀啄连连，止而又作（肝绝）；屋漏水流，半时一落（胃绝）；弹石沉弦，按之指搏（肾绝）；乍密乍疏，乱如解索（脾绝）；本息末摇，鱼翔相若（心绝）；虾游冉冉，忽然一跃（大肠绝）；釜沸空浮，绝无根脚（肺绝）。七怪一形，医休下药。

13.妇人脉

妇人之脉，尺大于寸。尺脉涩微，经愆定论。三部如常，经停莫恨。尺或有神，得胎如愿。妇人有胎，亦取左寸。不如神门（神门穴为心脉所过），占之不遁。月断病多，六脉不病。体弱未形，有胎可庆。妇人经停，脉来滑疾，按有散形，三月可必。按之不散，五月是实。和滑而代，二月为率。

妇人有孕，尺内数弦。内崩血下，革脉亦然。将产之脉，名曰离经（离时常脉）。内动胎气，外变胎形。新产伤阴，出血不止，尺不上关，十有九死。尺弱而涩，肠冷恶寒，年少得之，受孕艰难；年大得之，绝产血干。

14.小儿脉

五岁以下，脉无由验。食指三关（第一节寅位，为风关；第二节卯位，为气关；第三节辰位，为命关。以男左女右为则。），脉络可占。热见紫纹，伤寒红象，青惊白疳，直同影响。隐隐淡黄，无病可想。黑色曰危，心为怏怏。若在风关，病轻弗忌；若在气关，病重留意；若在命关，危急须记。脉纹入掌，内钩之始，弯里风寒，弯外积致（食积致病）。五岁以上，可诊脉位（以一指按其寸关尺）。指下推求，大率七至，加则火门，减则寒类。余照成人求之。以意更有变蒸，脉乱身热，不食汗多，或吐或渴，原有定期，与病分别。疹痘之初，四末寒彻，面赤气粗，涕泪勿辍。半岁小儿，外候最切，按其额中（以名、中、食三指候于额前，眉端发际之间，食指近发为上，名指近眉为下，中指为中。），病情可晰。外感于风，三指俱热。内外俱寒，三指冷冽。上热下寒，食中二指热。设若挟惊，名中二指热。设若食停，食指独热。

15.七诊秘诀

梦觉道人谓，脉经曰：七诊者，一静其心，存其神也；二忘外意，无思虑也；三均呼吸，定其气也；四轻指于皮肤之间，探其腑脉也；五重指于肌肉之际，取其胃气也；六再重指于骨上，取其脏脉也；七详察脉之往来也。据脉经所说，指临时言。以余诀之，用功不在临时而在平时。平居一室之中，内以养己，恬静虚无。一存其神，二忘其虑，三均呼吸。沉潜于脉理之常，从容于脉理之圃。将心所存之神，意所忘之虑，鼻所出入之呼吸，尽附指头。不以心所存之神为存，而以指所存之神为存；不以意所忘之虑为忘，而以指所忘之虑为忘；不以鼻所出入之呼吸为呼吸，而以指所出入之呼吸为呼吸。以之探脏腑，取胃气，察脉之往来。无论燕居闲暇，即造次之时，颠沛之际，得之于手，应之于心矣。盖手中有脉，而后可以诊他人之脉。若平时未及揣摩，徒从事于口耳之学，临时从七诊分析，心中了了，指下难明。况医当仓促，病值危急，又何以尽七诊之法，而一无遗漏也乎。

卷三　脏腑病机证治

一、脏腑病机总论

　　论中凡表里、阴阳、虚实、寒热及七情内伤之致病，脏腑生克之之传变，气血、痰、郁之见症，从经脉部分、气化之病源着手，人身所有之病，已得其大纲，随症出方以释其义。

　　夫人身脏腑，各有主气，各有经脉，各有部分，故其主病亦各有见症之不同。有一脏为病而不兼别脏之病者，则单治一脏而愈；有一脏为病而兼别脏之病者，则兼治别脏而愈。（注：仲景云，五脏病各有所得者愈，五脏病各有所恶，各随其所不喜者为病。）如心为噫，肝为语，脾为吞，肺为咳，肾为欠、为嚏，胆气郁为怒，胃气逆为哕、为恐，大、小肠为泄，膀胱不利为癃、不约为遗溺，三焦溢为肿，此《内经》脏腑病机之大纲也。医者不知脏腑病机，则病原莫辨，用药无方，焉能治病？余将脏腑病机论列于后，随症处方，随方解释，以明其义。

（一）心脏病机方论

经曰：心者，君主之官，神明出焉。盖心为火脏，烛照事物，故司神明。神有名而无物，即心中之火气也。然此气非虚悬无着，切而指之，乃心中一点血液，湛然朗润，以含此气，故其气时有精光发见，即为神明。心之能事，又主生血，而心窍中数点血液，则又血中之最精微者，乃生血之源泉，亦出神之渊海。血虚则神不安而怔忡（宜复脉汤），有瘀血亦怔忡（宜血府逐瘀汤）。火扰其血则懊侬（宜栀子豉汤），神不清明，则虚烦不眠（宜酸枣仁汤），动悸惊惕（宜桂枝龙骨牡蛎汤），水饮克火，心亦动悸（宜苓桂术甘汤），血攻心则昏迷，痛欲死（宜失笑散），痰火入心则癫（宜礞石滚痰丸），火乱心则狂（宜紫雪丹、牛黄清心丸之类），与小肠相为表里，遗热于小肠，则小便赤涩（宜导赤散）。火不下交于肾，则神浮梦遗（宜桂枝加龙骨牡蛎汤）。心之脉，上挟咽喉，络于舌本。实火上壅为喉痹（宜加味甘桔汤），虚火上升，则舌强不能言（宜地黄饮子）。分部于胸前，火结则为结胸（宜小陷胸汤），为痞（宜泻心汤），为火痛（宜金铃子散）；火不宣发，则为胸痹（宜栝蒌薤白白酒汤）。心气不舒，则心神恍惚、健忘等症（宜定志丸）心之积，曰伏梁，在心下，大如臂（宜大七气汤），病则脐上有动气，此心经主病之大旨也。

包络病机论

包络者，心之外卫。心为君主之官，包络即为臣，故心称君火，包络称相火，向心经宣布火化。凡心之能事，皆包络为之见症，治法亦如心脏。

心与包络病方：

1.复脉汤（一名炙甘草汤）血虚神不安而怔忡者主之；脉结代，心动悸，及虚劳汗出，脉结悸者亦主之。

炙甘草12克 桂枝9克 生姜9克 大枣4枚 人参6克 阿胶6克 麦门冬9克 地黄30克 麻仁9克

用清酒1杯，同水煎，温服。

此方即《内经》所谓"中焦受气取汁，变化而赤，是谓血"之义。生姜、大枣、人参、甘草，中焦取汁，桂枝入心化气，变化而赤。然又恐桂性辛烈，损伤阴液，故重使地黄、麦门冬、麻仁以清润之，使桂枝雄烈之气变为柔和，生血而不伤血。复得阿胶潜伏血脉，使输于血海，下藏于肝。合观此方，生血之源，导血之流，真补血之第一方也。

2.血府逐瘀汤 统治胸膈停瘀血以致怔忡。

当归9克 生地黄9克 桃仁9克 红花9克 枳壳3克 桔梗6克 赤芍6克 柴胡3克 川芎3克 牛膝6克 甘草3克

水煎，温服。

王清任著《医林改错》，惟治瘀血最长，所立三方，乃治瘀之活套法也。全书中惟此汤歌诀"血化下行不作劳"句，颇有见识。今胸膈停瘀以致怔忡，此方最为合宜，故选用之。

3.栀子豉汤　治火扰其血而懊恼。（原治汗吐下后，虚烦不眠，反复颠倒。少气者，加甘草；呕者，加生姜；腹满者，去淡豆豉，加厚朴、枳实；身热不去者，以香豉易干姜。）

栀子7枚　淡豆豉12克

水煎服。

栀子色赤象心，味苦属火，性寒导火热以下行。豆豉象肾，色黑入肾，制造为豉，其质轻浮，引水液以上升。上下交则阴阳和，水火济，而烦热懊恼俱解矣。

4.酸枣仁汤　治虚烦不眠。

酸枣仁21克　炙甘草3克　知母3克　茯苓9克　川芎3克

上药先煮枣仁二三沸，加余药，再煎服。

神不清明，则虚烦不眠，君以枣仁之清心安神者，补而敛之。然不眠由于虚烦，必有燥火痰气之扰，故更佐清火消痰之品，使神清心静。神清心静，自能寐矣。

5.桂枝龙骨牡蛎汤　治动悸、惊惕。

桂枝9克　龙骨9克　牡蛎9克　甘草6克　茯苓12克

水煎服。

神藏于心而下交于肾，则神清而不动。神不下交于肾，则神浮而惊悸。方中桂枝色赤入心，以补心气；龙骨、牡蛎、茯苓敛精气而安神；甘草补中，以交上下。

上下交而动悸、惊惕之症愈矣。

6.**苓桂术甘汤** 治水饮克火，心动悸者。（原治胸胁支满，目眩者。）

茯苓12克 桂枝9克 白术9克 炙甘草6克

水煎服。

方中桂枝补心火，使下交于肾，以化膀胱之气，茯苓利肾水，使不上凌于心，又得白术、甘草补土以制水，则水不克火，而动悸自平也。

7.**失笑散** 治血攻心，则昏迷痛欲死。并治产后心腹绞痛，或胞衣不下。

蒲黄 五灵脂各等分

上药共研细末，每开水服9克，或酒吞亦可。

方用五灵脂以活血，蒲黄以行血。二者合用，更佐酒煎以行药力，大有推陈致新之功，瘀痛既除，正亦不伤。

8.**礞石滚痰丸** 痰入心而癫者主之，通治实热老痰之峻剂。

礞石9克（煅）沉香1.5克 黄芩24克 大黄9克

上药共研末，蜜丸，梧桐子大，每开水服3克。

痰者，水之所结也。肺胃火盛，煎灼其水，则凝而为痰。方用礞石之悍燥以除痰；痰之所留，气即阻而不利，故用沉香以速降之；黄芩、大黄苦寒泻火，得礞石、沉香，则能直攻老痰巢穴，而不少留，此滚痰之所由名也。凡痰入心而癫者，非此不治。即顽痰变见诸怪症，亦皆宜之。

9. **紫雪丹** 火乱心包发狂者主之。兼治飞尸、卒厥、五痫、中恶、大人小儿痉厥之因于热者，及神昏谵语。凡属心包一切热症悉主之。

滑石48克 石膏48克 寒水石48克 磁石96克（以上诸药捣，煎，去滓，入后药）木香3克 丁香3克 沉香15克 犀角15克 羚羊角15克 升麻48克 炙甘草24克 玄参48克（以上诸药并捣，入前药汁中煎，去滓，入后药）

朴硝96克 硝石96克（提净入前药汁中，微火煎，不住手将柳木搅，候汁欲凝，再加入后二味）辰砂9克

麝香3克（研细，入前药，拌匀）合成，退火气。冷水调服。

诸石利水火而通下窍；磁石、玄参补肝肾之阴而上济君火；犀角、羚羊角泻心胆之火；甘草和诸药而败毒。尤妙在寒凉药中杂以芳香化浊、温胃和脾之品，不使寒凉伤中以变病也。兼以沉香、升麻升清降浊，盖欲降必先升也。丹砂色赤补心而通心火，内含汞而补心体，为坐镇之用。诸药用气，硝独用质者，以其水卤结成，性峻而易消，泻火而散结也。

10. **牛黄清心丸** 治法与紫雪丹同功。但彼壮水以制火，此则导心火以下行也，故并主之。

牛黄3克 朱砂6克 黄连9克 黄芩9克 山栀9克 郁金

9克

上药研末为丸，如绿豆大，金箔为衣，每服1.5克。

温邪入陷包络，以致神昏者，此方尤宜。若火乱心包，因之发狂者，亦皆邪在里也。草木之香，仅能达表，不能透里，必借牛黄幽香物性，乃能内透包络，与神明相合。方中黄芩、黄连、山栀以泻心火，郁金以通心气，朱砂以镇心神，合之牛黄相使之妙，是以神效。此丸调入犀角、羚羊角、金汁、甘草、人中黄、连翘、薄荷等汤剂中，颇建奇功。

11.导赤散 心遗热于小肠，以致小便赤涩者主之。并治口糜舌疮。

地黄9克 竹叶6克 木通9克 甘草梢3克 车前草9克

水煎服。

小肠属南方丙火，其色赤，故方以导赤名之。取地黄凉心血，竹叶清心气，木通泻小肠之火，以出于小便。脾土生于火，甘草梢泻中焦之火，实则泻其子也。

12.桂枝加龙骨牡蛎汤 心肾不交，神浮梦遗者主之。（原治失精家，少腹弦急，阴头寒，目眩，发落，脉虚极芤迟，为清谷，亡血失精，脉得诸芤动微紧，男子失精，女子梦交。）

桂枝9克 芍药6克 炙甘草6克 生姜9克 大枣4枚 龙骨9克 牡蛎9克

水煎服。

桂枝汤，外症得之，能解肌驱邪，和营卫；内症得之，能补虚，调阴阳。加龙骨牡蛎者，以神浮梦遗为精神间病，非此不足以敛其浮越也。

13.加味甘桔汤　治心火上壅为喉痹。

甘草12克　桔梗6克　薄荷9克　连翘9克　牛蒡子9克　焦栀子6克　黄芩6克　玄参9克

少阴之脉，从心系上挟咽喉，故心火上壅发为喉痹。甘草生用能清上焦之火，桔梗开提肺气，不使火气壅遏于会厌狭隘之地，则结者解而喉痹愈矣。更加诸味者，取治热以寒，及火郁发之之义也。

14.地黄饮子　治虚火上升，舌强不能言。（并治舌干无津，服甘寒滋润不效者。服此，津液即回。）

肉桂3克　附子9克　肉苁蓉9克　茯苓9克　地黄12克　麦门冬9克　五味子3克　远志3克　菖蒲3克　山茱萸6克　巴戟天9克　石斛6克　薄荷6克　山药6克

水煎，温服。

命门为水中之火，昔人名为龙火，其火上升，则舌强不能言，法宜滋水降火，引火归源。故方用桂附引火下行；肉苁蓉、巴戟、地黄、茯苓、山药、石斛、山茱萸、麦门冬、五味子壮水潜阳，使火不升；又以远志、菖蒲以达心窍。俾心肾相交，火不上升，则舌动而能言也。

15.小陷胸汤　治火结结胸，按之则痛。（原治病在阳而反下之，热入因成结胸者。）

黄连3克 半夏6克 瓜蒌9克

水煎，温服。

痰热壅塞胸中，致心火之气不得下行，结于胸中，名曰结胸。方用黄连之苦寒，以解心下之热，半夏之辛平降痰涎，以舒脉络之结，瓜蒌延蔓似络，性寒凉而实下行，所以导心下脉络之结热，从下而降也。

16.泻心汤 治心下痞，按之濡者。（若恶寒汗出者，加附子。并治心阴之气不足，而吐血衄血者。）

大黄6克 黄连6克 黄芩6克

水煎，热服。

结胸是有形之实症，痞气是无形之虚气。结胸有寒热并结者，又有寒实、热实之别；痞症有水火交痞者，又有单水痞，单火痞之异。十枣汤是单水痞，此汤是单火痞，故用大黄、黄连、黄芩大苦大寒之品以降之，火降而水自升，亦所以转痞为泰法也（注：水火交痞，见症不一，如生姜泻心汤、甘草泻心汤、半夏泻心汤之治亦异。）

17.金铃子散 治心腹因火而痛。

金铃子（去皮核，烧）延胡索各等分

上药研末为散，每开水吞9克。

金铃了引心包相火下行，从小肠膀胱而出，延胡索利一身上下诸痛。配合得法，所以神效。

18.栝蒌薤白白酒汤　治火不宣发，胸痹心痛。

瓜蒌9克　薤白15克　白酒1杯

水煎服。

痹者闭也。胸中阳气闭塞，阻其前后之气，不相贯通，故胸中闭塞而痛也。方用瓜蒌开胸结，薤白宣心阳，尤妙在白酒散痹通阳，引气血环转周身，使前后之气贯通无凝，则胸中旷若太空，有何胸痹之患哉。

附：九痛丸方治九种心痛。（一虫、二痓、三气、四血、五食、六饮、七冷、八热、九来去痛是也。而并以一方治之者，岂痛虽有九，其因于积冷，结气者多耶。）

附子90克　狼毒30克　巴豆30克　干姜30克　吴茱萸30克　人参30克

上六味研细末，炼蜜丸，如梧子大，酒下。强人初服三丸，日三服；弱人二丸。

19.定志丸　治心气不舒，忧愁悲伤，恍惚善忘，狂眩等症。

人参6克　茯神9克　菖蒲3克　远志3克

抑郁者，加柏香果9克。

上药研末，蜜丸，梧桐子大，每开水吞服9克。

方中远志交通心肾，菖蒲开发机窍，茯神、人参安精神，定魂魄，所以治上诸病。

20.大七气汤　心积伏梁者主之。

香附6克 青皮6克 橘皮6克 肉桂6克 藿香3克 益智仁3克 莪术3克 生姜9克 三棱3克 桔梗3克 甘草3克 菖蒲3克 半夏6克 大枣2枚

水煎，温服。

《内经》云：五脏皆有积。心曰伏梁，言心下坚直如梁木也。皆由多食饮则肠满，起居不节，用力过度则脉络伤，血溢肠外，与寒相搏，凝聚不散而成，故方中悉取辛温解散、调气和血之品以治之。

（二）小肠病机方论

小肠者，受盛之官，化物出焉。上接胃府，下接大肠，与心相为表里，遗热则小水不清（宜导赤散，猪苓汤之类）。与脾相连，属土，虚则水谷不化（宜附子理中汤）。其部分上与胃接，故小肠燥屎，多借治胃药治之（宜小承气汤）。下与肝相近，故小肠气痛多借肝药治之（宜加味五等散）。仲圣云：小肠有寒者，下重便血（宜黄土汤），有热者必痔（宜加减清胃散）。

小肠病方：

1.导赤散　心移热于小肠，以致小便赤涩者主之。并治口糜舌疮。

方解见心脏病机方论。

2.猪苓汤　治少阴病，下利六七日，咳而呕渴，心烦不得眠者。

茯苓6克 猪苓6克 泽泻5克 滑石6克 阿胶6克

水煎，去渣滓，入阿胶烊化，温服。

方解见少阴病脉证治法。

3.附子理中汤　治脾土虚寒，命门火衰者。

附子15克　人参9克　白术9克　干姜9克　甘草9克

水煎，温服。

方解见脾脏病机方论。

4.小承气汤　治阳明病，潮热，大便难。脉沉而滑，及内实腹痛者。

枳实6克　厚朴3克　大黄12克

水煎，温服。初服当更衣，不尔者，再服，若更衣，勿服。

方解见阳明病脉证治法。

5.加味五苓散　统治诸疝。

茯苓6克　猪苓6克　泽泻6克　白术12克　桂枝9克　木通9克　木香6克　川楝3克　橘核9克

水煎，温服。

病名疝气，非无谓也。盖寒有寒气，热有热气，湿有湿气，逆有逆气，陷有陷气；在阳分则有阳中之气，在阴分则有血中之气，从寒热虚实施治，俱兼用气药。此方化膀胱之气，而诸气俱调。

加减法：寒甚者加干姜，附子，热甚者加黄柏、海藻；小便如膏者加菖蒲、萆薢；气上冲者，去白术，加肉桂、当归、吴茱萸；囊肿如水晶状者，加薏苡仁、桑白皮；痛不可忍为瘀血，加桃仁、红花、乳香；筋缩者，加薏苡仁、木瓜；顽麻不痛者，加川芎、槟榔；痒者，加蒺藜。

6.黄土汤 治便血（原治先便后血）。

地黄9克 白术9克 甘草3克 附子4.5克 阿胶6克 黄芩6克 灶中黄土15克

黄土名汤，明示此症系中宫不守，血无所摄而下也。方中君以黄土、白术、甘草温中燥脾，以为摄血之本；更佐附子者，以阳气下陷，非此莫能举也；加地黄、阿胶者，滋其既去之血也；血虚则生火，故用黄芩以清之。仲景此方，原主温暖中宫，而所用黄芩，则又以济附子之燥，使不伤阴。

7.加减清胃散 治五种痔疮，兼下血等症。

生地黄12克 当归9克 升麻6克 黄连6克 甘草3克 黄柏6克 黄芪9克 槐花6克

水煎，温服。

五痔者，皆三焦、小肠湿热下陷所致也。方中黄连、黄柏之苦寒，以清在下之湿热；热甚则伤血，复用当归、生地黄以养血；尤妙在北芪、升麻升达清阳，取陷者举之之义。况乎北芪治五痔，神农本经有明训哉。

（三）肝脏病机方论

肝为风木之脏，胆寄其间。胆为相火，木生火也。肝主藏血，血生于心，下行胞中，是为血海。凡周身之血，总视血海为治乱，血海不扰，则周身之血无不随之而安。肝经主其部分，故肝主藏血焉。至其所以能藏之故，则以肝属木，木气冲和条达，不致遏郁，则血脉得畅。设木郁为火，则血不和。火发为怒，则血横决，吐血（宜泻心汤）、错经（宜丹栀逍遥散）、血痛（宜丹参汤）诸症作焉。怒太甚则狂（宜当归芦荟丸），火太甚则颊肿、面青、目赤头痛（宜泻青丸），木火克土，则口燥泄痢（宜白头翁汤），饥不能食（宜乌梅丸），回食（宜大半夏汤），呕逆痞满（宜半夏泻心汤），皆木郁为火之见症也。若木挟水邪上攻，又为子借母势，肆虐脾经，痰饮（宜理脾涤饮汤）、泄泻（宜胃苓汤）、呕吐、头痛（宜吴茱萸汤）之病又作矣。木之性主于疏泄，食气入胃，全赖肝木之气以疏泄之，而水谷乃化。设肝之清阳不升，则不能疏泄水谷，渗泄中满（宜加味补中汤）之症在所不免。肝之清阳即魂气也，故又主藏魂。血不养肝，大扰其魂，则梦遗不寐（宜加味四物汤）。肝开窍于目，风热上攻，则目赤肿痛（宜泻青丸）；若兼寒，则暴赤生翳（宜退翳汤），肝又主筋，瘛疭（宜风引汤）、囊缩（宜吴茱萸四逆汤）皆属肝病。分部于季胁、少腹之间，凡季胁疼痛（宜柴胡疏肝散）、少腹疝痛（宜橘核丸），皆责于肝。其经名为厥阴，谓阴之尽也。阴极则变阳，故病至此，厥深热亦深（宜白虎汤）。厥微热亦微（宜加味四逆散）。血分不和，尤多寒热并见（宜四物加柴胡汤）。与少阳相表里，故肝病及胆，亦能吐酸（宜左金丸）、呕苦、耳聋、目眩（宜加味柴胡汤），于位居左，多病左胁痛（宜栝蒌汤），及左胁有积块，曰肥气（宜加减鳖甲煎丸）。肝之主病，大略如此。

肝部病方：

1.**泻心汤**　治火逆吐血。

大黄12克　黄连6克　黄芩6克

水煎，温服。

心为君火，化生血液，统于脾而藏于肝。设怒火伤肝，返经上逆，于是吐出。故火升血即升，火降血即降也。方用泻心逆折而下，乃仲景探源之治，实则泻其子也。

2.**丹栀逍遥散**　治怒气伤肝，以致经血参前错后。

柴胡6克　当归9克　白芍9克　白术9克　茯苓6克　甘草3克　薄荷6克　煨生姜3克　丹皮6克　栀子6克

水煎，温服。

此治肝经血虚火旺，郁而不达之方也。茯苓白术助土得以升水，当归、白芍益营血以养肝，薄荷解热，甘草和中，尤妙柴胡、煨姜升发，取木郁达之，遂其曲直之性，故方名逍遥。又得丹皮、栀子清理心包。心包主火与血，为肝之子。治心包之血，即是治肝之血；泻心包之火，即是泻肝之火，以子母同气故也。若返经上逆，口鼻出血，用芍药甘草汤加牛膝、茜草。若满痛者，加延胡索、青皮、香附之类。

3. 丹参汤 治血痛。

丹参30克 檀香3克 砂仁3克 延胡索9克

水煎，温服。

血痛者，血凝气阻窒碍而痛也。方中重用丹参之色赤调血活血者，佐以些微之檀香、砂仁、延胡索，以行其气，血活气行，通则不痛矣。若加蒲黄、川芎、当归、五灵脂，其力尤大。

4. 当归芦荟丸 治肝火发狂。

当归9克 ·龙胆草9克 芦荟9克 青黛1.5克 栀子9克 黄连9克 黄柏9克 黄芩9克 大黄4.5克 木香3克 麝香0.3克

上药共研末，神曲糊丸，姜汤送下9克。若肝火横逆而吐血者，以童便下。人身惟肝火最横，每挟诸经之火，相持为害，方用青黛、芦荟、胆草直折本经之火；黄芩、黄连、栀子、黄柏、大黄分泻各经之火；盛则气实，故取木香、麝香以行气；火盛则血虚，故用当归以补血。治肝火发狂者，惟此方最效。又头晕、目眩、耳聋、耳鸣、惊悸、搐搦、躁扰、大便秘结，小便涩滞，或胸胁作痛，阴囊肿胀，凡属肝经实火者，无不宜之。

5. 泻青丸 治颊肿、面青、目赤头痛。

川芎3克 当归9克 羌活6克 防风6克 栀子6克 大黄3

克 龙胆草9克 甘草3克

上药共研细末，为丸，每服6克。

颊肿、面青、目赤头痛，皆肝经风热之为病也。方中龙胆草直折肝胆之火，栀子清三焦火，实则泻其子也。佐大黄者，肝病宜疏通大肠。又风气通于肝，故用羌活、防风以驱风。治风先治血，血行风自灭，故用川芎、当归以调血。经云：肝色青，宜食甘。故用甘草之甘以缓之。并治目赤肿痛，大人小儿发痉，及一切肝经风热等症。

6.白头翁汤 下利欲饮水者，有热故也，此汤主之。（仲景云：产后下利虚极者，加阿胶，甘草。）

白头翁6克 黄连9克 黄柏9克 秦皮9克

水煎，温服。

自利不渴者，属太阳。而下利欲饮水者，则又厥阴之热利也。方取白头翁、秦皮凉达肝木，使不下陷，即陷者举之之义。复佐黄连、黄柏之苦以坚其肠，寒以清其热，则口渴、泄利之症同时并解矣。

7.乌梅丸 治消渴，气上冲心，心中疼热，饥而不欲食，食则吐蛔。下之，利不止。

乌梅30枚（醋泡饭蒸） 细辛9克 干姜15克 黄连30克
当归9克 附子9克 蜀椒6克 桂枝18克 人参9克 黄柏9克

上药研细末，蜜丸，每服6克。

消渴，气上冲心，心中疼热，此木火之在上焦也；

饥不欲食，食则吐蛔，此木火之在中焦也；下之，利不止，此风木挟肾水之气在下焦，所谓上热下寒症也。仲景主以乌梅丸，补泻兼施，寒热并用，为治厥阴之总方。

8.大半夏汤　治反胃，俗称"回食"。

半夏15克　人参6克　白蜜1匙

甘澜水煎服。

反胃乃脾阴不濡，胃气上逆。方用半夏降冲脉以抑其胃，人参、白蜜滋脾液，以濡化水谷，肠润谷下，则自无反胃之虞。

9.半夏泻心汤　治呕逆、痞满。

半夏9克　黄芩9克　黄连3克　干姜6克　甘草6克　人参6克　大枣4枚

上药水煎，去渣滓，再煎，如小柴胡法。

方中人参、大枣、甘草以培中气；借半夏之降逆；佐黄芩、黄连以消痞；复得干姜之温散，使痞者通，逆者降。尤妙去滓再煎，取轻清上浮，先升而后降，以成其降逆化痞之功用。

10.理脾涤饮汤　治脾虚痰饮。

白豆蔻3克　砂仁6克　白术9克　干姜6克　黄芪9克　半夏9克

水煎，温服。

太阴脾，坤土也，镇中枢而主升清降浊之司。今受木克，肾邪反侮，失其健运之常，致生痰饮。张隐庵云：太阴阴土，得阳始运。方中皆温补脾胃之品，使中枢有权，升降自如，即《内经》所谓"脾气散精，上归于肺，通调水道，下输膀胱"之义也。今中枢得补，水道通快，肾气化下，饮邪自去。方名理脾者，谓理其脾气而饮自涤也。

11.胃苓汤 治脾湿泄泻。

苍术9克 厚朴9克 橘皮6克 甘草3克 茯苓9克 猪苓9克 泽泻9克 白术9克 桂枝9克

水煎，温服。

《内经》谓：湿盛则濡泄。《坊书》云：治湿不利小便，非其治也。故方用平胃散以燥其湿，五苓散以利其小便。湿去则脾气上升，脾气上升则泻利自愈。

12.吴茱萸汤 治干呕，吐涎沫而头痛。并治少阴病吐利，手足厥冷，烦躁欲死者，及食谷欲呕者，属阳明也。

吴茱萸9克 人参6克 生姜15克 大枣4枚

水煎，温服。

呕吐涎沫者，脾胃虚而受寒也；头痛者，寒邪从厥阴经脉上攻也。不用桂附而用吴茱萸者，以其兼入厥阴经也。合以人参干姜、大枣，温中降逆，补脾胃散寒水，则涎沫止而头痛亦瘥。

13.加味补中汤 治痞满、泄泻由于升降失职者。

人参9克　黄芪9克　白术9克　炙甘草3克　当归9克　橘皮3克　柴胡3克　升麻1.5克　苍术9克　厚朴3克　茯苓9克　泽泻9克

水煎，温服。

经云：清气在下，则生飧泄；浊气在上，则生膜胀。故取补中汤加茯苓、泽泻、白术、厚朴，使清阳之气上升，浊阴之气下降。升降自如，而痞泄立瘳。若因寒泻，宜理中汤。

14.加味四物汤　治血不养肝，梦遗不寐。

川芎3克　当归9克　白芍6克　地黄12克　茯神9克　枣仁9克　龙骨9克　牡蛎9克

四物具生长收藏之性而养肝血，加茯神、枣仁、龙骨、牡蛎以敛魂安神，此随症用药之法也。

15.泻青丸

川芎3克　当归9克　羌活6克　防风6克　栀子6克　大黄3克　龙胆草9克　甘草3克

16.退翳汤　治暴赤生翳。

荆芥6克　防风6克　生地黄9克　当归9克　菊花3克　密蒙花3克　白蒺藜6克　蝉蜕7枚　木贼1.5克　决明子6克　甘草3克

水煎，温服。

17.风引汤　治大人风引，小儿惊痫瘛疭，日数发，医所不疗。除热方。

大黄12克 牡蛎6克 甘草6克 龙骨12克 干姜12克 桂枝9克 滑石18克 寒水石18克 赤石脂18克 白石脂18克 紫石英18克 石膏18克

井水煎服。

大人中风牵引，小儿惊痫、瘈疭，正火热生风，五脏亢盛，其治同也。本方原治正气引邪，㖞僻不遂，故立方以"风引"名之。此方主清热，以除其风，并治脚气，瘫痪等症。

18.吴萸四逆汤 治中寒囊缩，脉沉迟者。

吴茱萸9克 甘草6克 干姜9克 附子9克

水煎，温服。

但囊缩而卒然得者，厥阴中寒也，宜此方以大温之。若舌卷、囊缩、烦躁、厥逆、消渴引饮，脉沉弦而数。便硬者，宜承气汤；便溏者，宜乌梅丸。

19.柴胡疏肝散 治怒气伤肝，季胁疼痛。

柴胡9克 白芍6克 甘草4.5克 川芎6克 香附9克 枳壳6克 青皮6克

方中柴胡、白芍、香附、青皮、枳壳、川芎舒通肝木，调气止痛，木郁达之，顺其本性之义也。用甘草者，经云：肝苦急，急食甘以缓之。

20.橘核丸 治少腹疝痛。

橘核9克 吴茱萸4.5克 香附9克 川楝1枚（烧）荔枝核6克 小茴香3克 山楂核9克

上药共研细末，蜜丸，每服9克。

少腹、睾丸，皆肝之地位。中寒疼痛，名曰寒疝，盖由气结不通，凝滞不散。方用诸子辛温散结，其义易见也。

21.白虎汤 脉滑而厥者，里有热也。此汤主之。脉洪大，口渴，汗出者，亦宜之。

石膏24克 知母9克 甘草6克 粳米6克

水煎，热服。

厥者，阴阳气不相顺接，手足逆冷是也。仲景云：厥深热亦深，厥微热亦微。盖由阳气内郁，不得外达，外虽厥而里有热也，故主白虎之达热出表者，以宣其郁热。然必烦渴饮水，乃为对症。

22.加味四逆汤 治微热发厥。

柴胡9克 白芍9克 枳实6克 甘草3克 荆芥6克 黄芩6克 黄连3克

水煎，温服。

微热发厥者，亦内热为寒所束，不得外达也，故用四逆散以散之。《内经》所谓"火郁发之"，即此之义。然亦有寒厥者，则又宜四逆汤之类，不可不知。其症内外皆寒，不似此症之外虽现寒象，而其内实系热也。

23.四物加柴胡汤 治血分不和，以致寒热往来似疟者。

川芎3克 当归9克 白芍6克 地黄12克 柴胡9克

水煎，温服。

少阳居半表半里之界，为营卫气血之所，往来寒热虚实之所。考征或有瘀血，或有痰涎，或外受风寒暑湿，或内伤饮食，涉于半表半里之间，皆有寒热往来之症，治之者可不详究耶？如此方专治血虚不能流通者，惟以寒热较轻耳。

24.左金丸 治呕吐酸水。

吴茱萸3克 黄连6克

水煎，温服。

呕吐酸水，肝经实火也，肝经实火，惟肺金能平之，故用黄连泻心火，使不克金。且心为肝子，实则泻其子也。吴茱萸苦辛大热，能入肝引火下行，同气相求之义耳。并治左胁痛者，辛能开郁散结，通则不痛也。何以谓之"左金"？木从左，而制从金也。

25.加味柴胡汤 治呕苦、耳聋、目眩。

柴胡12克 黄芩4.5克 半夏4.5克 人参4.5克 甘草3克
生姜9克 大枣2枚 香附6克 菖蒲3克 蔓荆子6克

上药水煎，去滓，重煎，温服。

呕苦、耳聋、目眩，少阳经腑兼病也。小柴胡乃达表和里，升清降浊之活剂。人身之表，腠理实营卫之枢机；人身之里，三焦实脏腑之总管。惟少阳内主三焦，外主腠理。论少阳之体，则为相火之气，根于胆腑；论少阳之用，则为清阳之气，寄居胃中。方取人参、大枣、生姜、甘草以培养其胃气，而用黄芩、半夏降其浊火，柴胡、生姜升其清阳，是以其气和畅，而腠理、三焦罔不调治。至加蔓荆子、香附、菖蒲者，仲景云：少阳中风，两耳无所闻，故加之以开窍驱风也。

26.栝蒌汤　治左胁疼痛。

大瓜蒌15克　红花3克　甘草3克

水煎，温服。

左胁疼痛，肝病也。经云：损其肝者，缓其中。瓜蒌、甘草甘缓而润，开郁降逆，所以奏效如神。

27.加减鳖甲煎丸　治左胁积块，名曰"肥气"。

柴胡24克　黄芩12克　半夏12克　人参12克　甘草9克　桂枝9克　白芍9克　丹皮6克　桃仁9克　鳖甲66克　大黄9克　葶苈9克　阿胶9克　干姜6克

上药研末为丸，梧桐子大，空腹服7丸，日三服。

疟邪久扰，正气必虚，清阳失转枢之机，浊阴生窃踞之渐，气闭则痰凝血滞而块势成矣。胁下乃少阳、厥阴所过之地。盖少阳之上，大气治之，中见厥阴，久扰则脏腑皆困，转枢失职，故结成积块。此方力能治之。

附：疟母丸方

鳖甲30克　香附15克　三棱9克　莪术9克　常山6克

上药研末，为丸，每服9克。

（四）胆腑病机方论

胆与肝连，司相火。胆汁味苦，即火味也。相火之宣布在三焦，而寄居则在胆腑。胆火不旺，则虚怯、惊悸（宜金鼎汤），胆火太旺，则口苦、呕逆、目眩、耳聋（宜龙胆泻肝汤），其经绕耳故也。界居身侧，风火交煽，则身不可转侧，手足抽掣（宜大秦艽汤）。以表里言，则少阳之气，内行三焦，外行腠理，为营卫之枢机。逆其枢机则呕吐，胸满。邪客腠理，入与阴争则寒，出与阳争则热，故疟疾少阳主之（宜小柴胡汤加减）。虚劳骨蒸，亦属少阳，以营卫腠理之间不和，相火炽甚故也（宜加味清骨散）。相火挟痰，则为癫痫（宜加味温胆汤）。相火不潪，肝魂不宁，故烦梦遗精（宜保精丸）。且胆中相火如不亢烈，则为清阳之木气，上升于胃，胃土得其疏泄，故水谷乃化。亢烈则清阳遏郁，脾胃不和（宜丹栀逍遥散）。胸胁之间骨尽处，乃少阳之分，病则其分多痛（宜柴胡去大枣加青皮牡蛎汤）经行身之侧，痛则不利屈伸。此胆经主病之大略也。

胆部病方：

1.**金鼎汤** 治虚怯、惊悸。

茯苓9克 桂枝9克 白芍9克 炙甘草6克 龙骨9克 牡蛎12克 半夏6克

水煎，温服。

惊悸之家，阳败火熄，则土湿胃逆。方用茯苓去湿，半夏抑胃，桂枝达肝，芍药敛胆，龙骨、牡蛎藏精聚神，以蛰阳根。阳降根深，则魂谧神安，而虚怯惊悸不作矣。

2.龙胆泻肝汤　治胆火太亢，口苦，呕逆，目眩，耳聋。并治阴蚀、小便淋涩等症。

龙胆草6克　栀子6克　黄芩6克　泽泻9克　柴胡9克　木通9克　当归9克　生地黄9克　甘草3克　车前仁6克

水煎，温服。

龙胆草、柴胡泻肝胆之火。小肠丙火为胆之子，佐以黄芩、木通、栀子、车前仁、泽泻者，俾湿火从小便而出，实则泻其子也。然火旺则血虚，故用生地黄、当归以补血。肝胆同居，胆火太亢则伤肝。《难经》云：损其肝者缓其中，故以甘草缓之。

3.大秦艽汤　治手足抽掣。

地黄12克　当归9克　川芎3克　白芍6克　白术9克　羌活6克　独活6克　防风6克　秦艽6克　细辛3克　黄芩9克　甘草3克　白芷6克　茯苓9克

水煎，温服。

此方舒筋活血，养血驱风。凡手足抽掣，属于风热外感而成者宜之。

4.小柴胡汤　治口苦，咽干，目眩，耳聋，胸胁苦满，寒热往来，默默不欲饮食，心烦喜呕，或胸中烦而不呕，或渴，或腹中痛，或胁下痞硬，或心下悸，小便不利，或不渴，身有微热，或咳者，此方主之。

柴胡24克 黄芩9克 半夏9克 人参9克 甘草9克 生姜9克 大枣4枚

上药水煎，去渣滓，重煎，温服。

加减法：若胸中烦而不呕，去半夏、人参，加瓜蒌；若渴者，去半夏，加人参、天花粉；若腹中痛者，去黄芩，加芍药；若胁下痞硬者，去大枣，加牡蛎；若心下悸，小便不利者，去黄芩，加茯苓；若不渴，身有微热者，去人参，加桂枝；若咳者，去人参、大枣、生姜，加五味子、干姜。

小柴胡汤以柴胡领邪，人参、大枣，甘草护正，即仲景"见肝之病，当先实脾"之谓也。方中柴胡清表热；黄芩、甘草苦甘清里热；半夏、生姜两和肝胃，蠲内饮，宣胃阳，降胃阴，舒肝气；生姜、大枣调和营卫。使表者不争，里者内安。清者清，补者补，升者升，降者降，平者平，故曰和也。此方乃达表和里，升清降浊之活剂。胸中烦者，邪气内侵君主，故去半夏之燥；不呕者，胃中和而不虚，故去人参之补，加瓜蒌之苦寒，导心火以下降；渴者，阳明燥金气盛，故不用半夏之辛，倍人参以生津，加天花粉，引阴液以上升；腹中痛者，邪干中土，故去黄芩之苦寒，加芍药，以通脾络：胁下痞硬者，厥阴肝气不舒，故加牡蛎之咸能软坚者，以除胁下之痞，去大枣之甘缓，欲其行之捷也；心下悸，小便不利者，肾气上乘而积水在下，故去黄芩，恐苦寒以伤君火，复加茯苓，保心气以制水邪；不渴，外有微热者，其病仍在太阳，故不取生津之人参，宜加解外之桂枝，复取微汗也；咳者，寒邪伤肺气，肺气上逆也，故加干姜之热以温肺，五味之敛以降逆。凡咳皆去人参，乃长沙之秘旨。既有干姜之温，不用生姜之散；既有五味之敛，不用大枣之缓也。

5.**柴胡清骨散** 治虚劳骨蒸。

银柴胡6克 青蒿6克 秦艽6克 白芍9克 丹皮9克 鳖甲15克 知母9克 黄芩9克 甘草3克 童便随取 地骨皮9克 胡黄连3克

水煎，温服。

肝为藏血之脏，胆寄其间，又司相火。血足则火温而不烈，游行于内外、三焦、腠理，莫不得其温养之功。若血虚火旺，内则烦渴淋闭，外则骨蒸汗出，皆肝胆经相火之为病也。方用地骨皮、知母、黄芩、胡黄连、童便大清相火；然又恐外有所郁，则火不能清，故用银柴胡、青蒿、秦艽以达其外郁；复恐内有所结，则火不能泻，故用白芍、丹皮、鳖甲以破其内结；更佐甘草，以和诸药。务使肝经之郁结解而相火清，较逍遥散更优。

6.**加味温胆汤** 治相火挟痰而癫痫者。

橘皮6克 半夏6克 茯苓9克 甘草3克 枳实3克 竹茹6克 黄连3克 瓜蒌9克 贝母9克

水煎，温服。

癫痫之由，皆系胆涎沃心，神不安舍。故方用二陈汤，安胃顺气而祛痰涎，加竹茹以清膈上之虚热，枳实以除三焦之痰壅，热消痰除而胆自守。和即温也，温之者，实凉之也。更如瓜蒌、贝母、黄连等清心化痰之专品，是以癫痫病取之神效。

7.保精丸 治烦梦遗精。

芡实60克 怀山药60克 茯苓15克 酸枣仁18克 莲子30克 人参6克

上药共研细末，蜜丸，每服9克。

方用芡实、怀山药固精添髓；茯苓、枣仁安神；莲子清心摄梦；得人参以运用于无为。不必止梦而梦自无，不必止精而精自藏，又何有相火不灭，至于烦梦遗精哉！

8.丹栀逍遥散 治清阳遏郁，肝脾不和。（原治怒气伤肝，五心烦热等症。女科多用之。）

柴胡6克 当归9克 白芍9克 白术9克 茯苓6克 甘草3克 煨姜3克 丹皮6克 栀子6克 水煎，温服。

9.柴胡去大枣加青皮牡蛎汤 治少阳不和胸胁痛。

柴胡24克 黄芩9克 半夏9克 人参9克 甘草6克 生姜9克 青皮9克 牡蛎12克

上药水煎，去渣滓，重煎，温服。

方解见肝脏病机方论。

（五）脾脏病机方论

脾称湿土，土湿则滋生万物，脾润则长养脏腑。胃土以爆纳物，脾土以湿化气。脾气不布，则胃燥不能食，食少而不能化。譬如釜中无水，不能熟物也。故病膈食，大便难（宜麻仁丸），口燥唇焦（宜甘露饮），不能生血，血虚火旺（宜芩连四物汤），发热盗汗（宜当归六黄汤）。若湿气太甚，则谷亦不化。痰饮（宜苍白二陈汤）、泄泻（宜胃苓汤）、肿胀（宜加减实脾饮）、腹满（宜理中汤）之症作矣。湿气挟热则发黄（宜茵陈四苓散），发痢腹痛（宜芍药汤），壮热（宜栀子柏皮汤），手足不仁（宜加减木防己汤），小水赤涩（宜六一散）。肿积名曰痞气，在心下如盘（宜积术散）脾病则当脐有动气。居于中洲，主灌四旁，外合肌肉。邪在肌肉，则手足蒸热汗出（宜桂枝汤），或肌肉不仁（宜一味白术酒）。其体阴而用阳。不得命门之火以生土，则土寒而不化，食少虚羸（宜附子理中汤）。土虚而不运，不得升达津液以奉心化血（宜人参养荣汤），渗灌诸经。经曰：脾统血。血之运行上下，全赖乎脾。脾阳虚则不能统血（宜归脾汤）。脾阴虚不能滋生血脉（宜加减复脉汤）。血虚津少，则肺不得润养，是为土不生金。盖土之生金，全在津液以滋之。脾土之义，有如是者。

脾部病方：

1. 麻仁丸　治脾胃津液枯而大便难。

麻仁15克 白芍9克 枳实3克 大黄9克 厚朴9克 杏仁6克

上药共研细末，蜜丸，每服9克。

夫脾为胃行其津液者也。今胃热而津液枯，脾无所行，而为穷约。故取麻仁、杏仁多脂之物，以润其燥；大黄、芍药苦泄之品，以破其结；枳实、厚朴顺气之药，以行其滞。以蜜为丸者，治在脾而取缓，欲脾不下泄其津液，以还津液于胃中，胃得润养而大便自易也。

2.**甘露饮** 治口燥唇焦，及胃热口糜等症。

天门冬9克 麦门冬9克 生地黄9克 熟地黄9克 黄芩6克 枳壳3克 石斛6克 茵陈9克 甘草3克 枇杷叶3片（去毛）

水煎，温服。

经曰：脾主中央土，以灌四旁。今脾燥津枯，以致津液不能上滋，则口燥唇焦；津液不得下润，则大便艰难。前方取润通大便，此方取治口糜，故重用滋补。方中天门冬、麦门冬、生地黄、熟地黄、石斛生津润燥，滋补脾阴；略加枳壳、枇杷叶以降之；更取黄芩、甘草甘苦化阴。阴生则津旺，津旺液自足，庶几口燥唇焦之症愈矣，故曰"甘露"。

3.**芩连四物汤** 治血虚火旺。

川芎3克 当归9克 白芍6克 生地黄12克 黄芩6克 黄连6克

水煎，温服。

四物具生长收藏之性，以调血生血，加黄芩、黄连之苦寒，以清心泄热。凡血虚火旺者，无不宜之。

4.**当归六黄汤** 治阴虚火旺，发热盗汗。

生地黄6克 熟地黄6克 黄连6克 黄芩9克 黄柏9克 黄芪15克 当归9克

水煎，温服。

阴虚火扰之汗，得当归、地黄之滋阴，又得黄连、黄芩之泻火，则蒸热盗汗之本治矣。尤妙在大苦大枣队中，倍加黄芪之补虚塞空者以坚汗孔，真神方也。

5.**苍白二陈汤** 治湿甚生痰。

苍术9克 白术9克 橘皮9克 半夏9克 茯苓9克 甘草3克

水煎，温服。

经云：饮入于胃，游溢精气，上输于脾。脾气散精，上归于肺，通调水道，下输膀胱。据此则知，治痰当以脾肺为主，故立此方为祛痰除饮之通剂。盖痰之本水也，茯苓通调水道，以治其本；痰之动湿也，苍术、白术补脾燥湿，以助其散精归肺之用；其余半夏降逆，陈皮顺气，甘草调中，皆取之以为苓术之佐使耳。

6.**胃苓汤** 治湿淫于内，脾不运行，而成泄泻者。

苍术9克 厚朴9克 橘皮9克 甘草4.5克 猪苓6克 泽泻12克 白术9克 桂枝6克

水煎，温服。

《内经》云：湿甚则濡泄。盖由太阴过旺，阳明从其所化，以致水谷不分，并趋二肠而为泄泻，故用平胃散之苦温以燥脾治湿。合五苓散之淡渗，以利其水道，则水谷各行，清浊攸分，泄泻自愈。并治脾湿肿胀等症。

7.加减实脾饮 治脾湿太甚而发肿胀。

肉桂3克 白术9克 附子9克 木香6克 干姜6克 茯苓15克 甘草3克 草果3克

水煎，凉服。

脾喜燥而恶湿。脾湿有余，气不宣通，法宜健运脾阳，温补命门。方中白术、木香、干姜、茯苓、甘草、草果以温燥脾土，则水有所制也；上桂、附子振肾阳，补火以生土，虚则补其母也。盖饮入于胃、脾土转运之，肾气熏蒸之，肺气通调之，则水不停，自无肿胀之患矣。

8.理中汤 治寒湿腹痛。

人参9克 白术9克 干姜9克 甘草9克

水煎，温服。

人参、甘草甘以和阴；白术、干姜辛以和阳。辛甘相补以处中，则阴阳和顺，腹痛止矣。并治霍乱吐泻。

加减法：若脐上筑者，肾气动也，去白术，加桂枝；吐多者，去白术，加生姜；下多者，还用白术；悸者，加茯苓，渴欲得饮水者，重加白术；腹中痛者，加人参；寒者，加干姜；腹满者，去白术，加附子。

9.**茵陈四苓散**　治湿热发黄。

茵陈9克　茯苓3克　猪苓3克　泽泻3克　白术3克

水煎，温服。

黄疸病，乃由湿郁化热熏蒸而成。方取茵陈推陈致新，以除热退黄，白术补脾以利湿，茯苓、泽泻淡渗以行水，二者合用，诚治黄之良方也。

10.**芍药汤**　治痢疾腹痛。

芍药9克　黄芩9克　黄连6克　当归9克　木香8克　槟榔9克　甘草3克　肉桂1.5克

水煎，温服。

胀甚者，加大黄。

调血则脓血止，调气则后重除，为治痢之秘法。方中当归、白芍以调血，木香、槟榔以调气，黄芩、黄连燥湿而清热，甘草调中而和药，又用肉桂之温以反佐黄芩、黄连，必有所治之而不偏。或加大黄之勇以通滞，实痛当攻之也。

11.**栀子柏皮汤**　治身黄发热。

栀子7枚　黄柏6克　甘草3克

水煎，热服。

身黄发热者，湿与热交蒸，则自汗而发热也。方中栀子苦寒，清湿热于上，柏皮苦寒，清湿热于下，甘草调中，使中焦有权，上输下转，则湿热之邪，悉从小便而去矣。

12.加减木防己汤 治湿痹手足不仁。

防己9克 桑枝15克 石膏9克 杏仁6克 木通6克 滑石9克 薏苡仁18克

水煎，温服。

经云：土太过则令人四肢不举。方中防己茎藤空通，主通行湿痹；桑枝、薏苡仁治久风湿痹；石膏、滑石清湿热；杏仁宣肺气；合木通引湿热之气，概由水道而出也。

13.六一散 治小水赤涩。（并治夏时中暑，热伤元气，内外俱热，无气以动，烦渴欲饮，肠胃枯涸，里急后重，暴注下迫者。）

滑石18克 甘草3克

水煎，温服。

小水赤涩，湿热之在下焦也。故用滑石性寒味淡色白入太阴肺经；上清水源，下通水道，荡涤六腑之湿热从小便而泄。甘草秉草中冲和之性，能主五脏六腑寒热邪气，故以之为佐使耳。

14.枳术散 治心下坚，大如盘，即脾积痞气也。

枳实6克 白术12克 荷叶3克

上药共研细末，沸水服9克。

脾积痞气，水饮所作他。水为有形之物，当以苦泄之。方中白术甘温以健脾，枳实苦寒以消导。虽补正而不留邪，虽攻邪亦不伤正，所以神效。

15.桂枝汤　治邪在肌肉，蒸热汗出。

桂枝9克　芍药9克　炙甘草6克　生姜9克　大枣4枚

上药水煎，温服，啜粥，复取微似汗。

邪在肌肉，则肌肉实而皮毛反虚，故蒸热汗出。桂枝为汗药中冲和之品，佐以生姜、大枣、甘草、芍药调和气血，从肌肉而出皮毛，令有汗者复汗而解。

16.一味白术酒　治肌肉不仁。

白术120克　清酒500克

不仁者，湿气在肌肉腠理之间、即俗所谓风湿死肌之症。故取白术甘温，主风寒湿痹、死肌、痉、疽者以治之，与木防己汤同意。但任专则速效，所以舍彼而用此也。

17.附子理中汤　治脾土虚寒，命门火衰者。

附子15克　人参9克　白术9克　干姜9克　甘草9克

水煎，温服。

方中人参、甘草以补脾阴，干姜、白术以补脾阳，阴阳调和，中焦自温。盖以附子专振命门之火，诚脾肾双补之方也。故凡火不生土，中焦阳虚而食不化者，及大吐大泻等症，每施之效如桴鼓。

18.人参养荣汤　治土虚不运，不能升达津液以奉心化血。

桂枝6克　芍药9克　甘草3克　生姜9克　大枣4枚　人参6克　黄芪9克　白术9克　当归9克　熟地黄12克　远志3克（炙）

橘皮3克 茯苓9克 五味子3克

水煎，温服。

此方即中焦受水谷之气，取汁奉心化赤以为血之义。人参、黄芪、白术、甘草、大枣大补中焦；中焦谷化，则汁益生，故加陈皮以化谷；中焦水停，则谷不化，故加生姜、茯苓以别水。水谷既化，中焦之汁自生矣。再用当归、熟地黄多汁以引其汁；更加芍、五味子以敛之，使营行脉中，奉心化血而不外散；加桂心、远志启导心火，以助其化赤之令。补中者，开血之源也；导心者，化血之功也；敛脉者，成血之用也。此中土虚，不能奉心化血之治法。

19. 归脾汤 治脾气虚不能统血。并治怔忡、健忘等症。

白术9克 黄芪9克 茯神9克 人参9克 远志1.5克 木香3克 炙甘草6克 酸枣仁6克 当归9克 龙眼肉21枚

水煎，温服。

心主生血，脾主统血。养荣汤以治心为主，归脾汤以治脾为要。心血生于脾，故养荣汤补脾以益心；脾生于火，故归脾汤导心火以生脾。总使脾气充足，能摄血而不渗也。

20. 加减复脉汤 治脾阴虚，不能滋生血脉。

人参6克 地黄24克 麦门冬9克 阿胶6克 芝麻15克 炙甘草12克 大枣4枚

水煎，温服。

补脾阳之法，固宜甘温，而补脾阴之法，则又宜甘寒。是方减去生姜、桂枝，则纯属甘润，大能滋补脾阴。

（六）胃腑病机方论

胃者，仓廪之官，主纳水谷。胃火不足，则不思食（宜黄芽汤）。食入不化，良久仍然吐出（宜干姜附子汤）。水停胸膈（宜小半夏加茯苓汤），寒客胃中，皆能呕吐不止（宜半夏干姜汤）。胃火上炎，则饥不能食，拒膈不纳，食入即吐（宜大黄甘草汤）。津液枯竭，则成隔食，粪如羊屎（宜大半夏汤）。火甚则结硬，胃家实则谵语，手足出汗，肌肉潮热（宜大承气汤），以四肢肌肉皆中宫所主故也。其经行身之前，至面上。表症目痛、鼻干（宜升麻葛根汤），发痉不能仰（宜清阳已痉汤）开窍于口。口干（宜玉泉散），齿痛（宜加减荆防汤、荆防羌独汤、当归汤之类），咽痛（宜麦门冬汤），气逆则哕（宜橘皮竹茹汤），又与脾相表里。遗热于脾，则从湿化发为黄疸（宜茵陈蒿汤）。胃实脾虚，则能食而不消化（宜抑胃扶脾汤）。主燥气，故病阳明，总系燥热（宜白虎加人参汤）。独水泛，水结有心下如盘等症，乃为寒病。胃之大略，其病如此。

胃部病方：

1.**黄芽汤**　治脾胃火衰，不思饮食。

人参9克　甘草4.5克　干姜9克　茯苓9克

水煎，温服。

脾喜升，胃喜降，降则善纳，升则消化。今胃阳衰少，不思饮食，中气升降之机窒矣。欲中气之治，须崇阳补火，火旺则升降自如，饮食自倍。

2.干姜附子汤　治食入不化，良久吐出。

干姜15克　附子30克

水煎，温服。

食不得入，是有火也；食入反出，是无火也。无火者，益火之原，以消阴翳。方用干姜温中降逆，附子温暖命门，则肾阳上蒸，阳盛食消而不反出矣。

3.小半夏加茯苓汤　治卒然呕吐，心下痞，膈间有水，眩悸者。

半夏9克　生姜9克　茯苓12克

水煎，温服。

水滞于心下则为痞，水凌于心则眩悸，水阻胸膈则阴阳升降之机不利，是以卒然呕吐。方用半夏降逆，生姜散水，茯苓导水，合之为逐水定呕之良方。

4.半夏干姜汤　治寒客胃中，呕吐不止。

半夏9克　干姜6克

水煎，温服。

胃中寒甚，以致呕吐，故用干姜温中散寒，半夏降逆止呕。寒逆既止，呕吐自愈。

5. 大黄甘草汤 治胃火炎上，拒隔不纳，食入即吐。

大黄12克 甘草6克

水煎，温服。

食不得入，火炎上也。有升无降，当逆折之。然大便秘者，固宜此方，若大便溏者，则又非所宜，当用黄芩黄连人参干姜汤。

6. 大半夏汤 治津液枯竭，反胃隔食，粪如羊屎。

半夏15克 人参6克 白蜜1匙

甘澜水，煎服。

胃反，乃脾阴不濡，胃气独逆，今之隔食病是也。或粪如羊屎，或吐后微带血水，用半夏降冲逆即是降胃，用参蜜滋脾液濡化水谷，则肠润谷下，而羊粪不结，胃反即愈。

7. 大承气汤 治阳明火甚，大便结硬，胃家实。谵语、潮热、手足汗出者。

枳实7.5克 厚朴12克 大黄6克 芒硝6克

上药用水三杯，先煮枳实、厚朴至一杯半，去渣滓，入大黄，煮取一杯，去渣滓，纳芒硝，更上微火一二沸。温服得下，勿再服。

阳明者，中土也，万物所归，无所复传。病则为胃家实，谵语、潮热、手足汗出。法当下其燥结，结去则诸症具除。

8.升麻葛根汤 治目痛，鼻干。

升麻9克 葛根9克 白芍6克 甘草3克

水煎，温服。

目痛鼻干者，阳明经脉病也。经曰：阳明主肌肉，其脉挟鼻络于目，故身热，目疼而鼻干，不得卧也。方用升麻、葛根辛甘，以祛阳明肌表之风热。又曰：阳明之上，燥气主之。故合芍药、甘草之苦甘化阴者，以滋其燥。

9.清阳已痉汤 治发痉不能仰。

生地黄12克 麦门冬9克 玉竹9克 石膏9克 芒硝4.5克 大黄(酒炒)6克 甘草3克

水煎，热服。

头低脚缩及向前跌仆者，阳明经痉病也。《内经》云：阳明之上，燥气主之。今阳明燥化太过，筋为之缩。阳明行身之前，头面之筋缩则向前，腰脚之筋缩则跌仆，是以痉症一发，则不能仰卧。用清阳已痉汤大生津液，柔润熄风，则筋伸而痉病愈矣。

10.玉泉散 治胃燥口干。

葛根9克 天花粉9克 麦门冬9克 生地黄12克 五味子3克 甘草3克

水煎，温服。

胃中燥热，消劫津液，是以口干。方中生地黄、天花粉、麦门冬、甘草甘寒滋润，生胃津以止渴，合五味子之酸甘化阴，更以葛根升达津液，使水津上布。凡胃燥口干者，此方最宜。

11. 加减荆防汤　治牙痛总方。

荆芥9克　防风6克　生地黄9克　当归9克　丹皮9克　地骨皮9克　青皮6克　升麻3克

加减法：上门牙属心火，加黄连；下门牙属肾火，加黄柏；虎牙属胃，加石膏；左上大牙属胆火，加龙胆草；下大牙属肝火，加白芍；右上大牙属胃，加石膏；下大牙属大肠，加大黄。

12. 荆防羌独汤　治牙痛畏冷者。

荆芥6克　防风6克　羌活6克　独活6克　生地黄9克　细辛1.5克　石膏9克　水煎，热服。

13. 当归汤　治牙痛畏冷热者。

荆芥6克　防风6克　羌活6克　独活6克　生地黄9克　细辛1.5克　石膏9克　栀子6克　黄芩6克　连翘9克　当归9克　芍药12克

水煎，温服。

14. 麦门冬汤　治火逆上气，咽喉不利。并治女科反经上逆等症。

麦门冬30克　半夏4.5克　人参9克　甘草9克　粳米9克　大枣4枚

水煎，温服。

咽喉之不利，乃胃火上逆所致。方中人参、甘草、粳米、大枣大补中气，大生津液，尤妙麦门冬之清肺胃，半夏之降气，气降火平，而咽管自利矣。

15.橘皮竹茹汤 治气逆则哕。

橘皮12克 竹茹12克 人参6克 甘草3克 生姜9克 大枣4枚

水煎，温服。

哕即呃逆也，原由中焦不和，寒热错乱。故方用生姜、竹茹，一寒一热以劫之；人参、橘皮一开一阖以分之；甘草、大枣奠安中土，使中土有权，而哕逆自平矣。如扁鹊丁香柿蒂散，亦寒热合用之方，皆可用之。挟痰者，宜旋覆代赭汤。

16.茵陈蒿汤 治胃遗热于脾，燥从湿化，发为黄疸。

茵陈15克 栀子9克 大黄6克

水煎，温服。

太阴湿土也，阳明燥土也。经曰：阳明中见太阴。今遗热于脾，则脾不能转输，以致湿热相并，久而发黄。方中茵陈主风湿邪气，热结黄疸。栀子导火于前，大黄荡涤于后，则湿热之邪，悉从二便廓清矣。

17.抑胃扶脾汤 治胃强脾弱，食不消化。

人参9克 白术9克 甘草9克 干姜9克 肉豆蔻6克 木香6克 麦芽6克 黄连3克 白芍6克 麦门冬6克

水煎，温服。

食不消化，饭后反饱，胃强脾弱也，法宜抑胃补脾，脾喜燥而恶湿。方用人参、甘草、干姜、白术、木香、肉豆蔻以温燥脾土；然犹恐脾虚而肝木乘之，故用麦芽、白芍舒平肝气，使木不侮土，而脾自旺；又用黄连、麦门冬以抑胃，而胃气平。昔贤云：治中焦如衡，其斯之谓欤。（注：胃为戊土，脾为己土。张隐庵曰：太阴阴土，得阳始运；阳明阳土，得阴自安。此阴阳互根之理也。古人调理脾胃，每以干姜、石膏同用，从可识也。）

18.白虎加人参汤　治阳明燥热口渴等症。

石膏24克　知母9克　甘草6克　粳米9克　人参3克

水煎，温服。

经云：阳明之上，燥气治之。故病阳明，多系燥热。方主石膏之寒以清胃，知母之苦以滋肺，甘草、粳米之甘，人参之补，取气寒补水以制火，味甘补土而生金，金者水之源也。

（七）肺脏病机方论

肺为乾象，其体应天。又名华盖，五脏六腑受其覆冒，凡五脏六腑之气，皆能上熏于肺以为病，故于寸口肺脉，可以诊知五脏。肺之令，主行制节，以其居高，清肃下行，天道下际而光明。故五脏六腑皆润利而气不亢，莫不受其制节也。肺中常有津液润养其金，故金清火伏。若津液伤，则口渴、气喘（宜生脉散、清燥救肺汤）、痈（宜甘桔汤、葶苈大枣泻肺汤、宁肺桔梗汤之类）、痿（宜紫菀散）、咳嗽（宜千金麦门冬汤、止嗽散）。水源不清而小便短涩（宜加味泻白散），遗热大肠而大便难（宜宣白承气汤）。金不制木则肝火旺，火盛刑金，则热蒸喘咳（宜团鱼丸），吐血（宜加味玉女煎），痨瘵（宜月华丸）并作。皮毛者，肺之合也。故凡肤表受邪，则属于肺。风寒袭之，则皮毛洒淅。客于肺中，则为肺胀（宜越婢加半夏汤），为水饮冲肺（宜小青龙汤）。以其为娇脏，故畏火亦畏寒。肺开窍于鼻，主呼吸，为气之总司。盖气根于肾，乃先天水中之物，上出于鼻，肺司其出，肾纳为水。肺为天，金水相生，天水循环，肾为生水之源，肺即为制气之主也，凡气喘（宜四磨汤），咳息（宜葶苈大枣泻肺汤），故皆主于肺。位在胸中，胸中痛（宜大建中汤）属于肺。主右胁，积曰"息贲"（宜温白丸），病则右胁有动气。肺之为义，大率如是。

肺部病方：

1.生脉散 治热伤肺金，口渴气喘。

人参9克 麦门冬9克 五味子3克

水煎，温服。

人参生肺津，麦门冬清肺火，五味子敛肺气，合之酸甘化阴，为清润肺金之良剂。肺得清利，则喘渴自平。甚者，宜清燥救肺汤。

2.清燥救肺汤

人参6克　甘草3克　芝麻9克　石膏9克　杏仁3克　阿胶4.5克　麦门冬9克　桑叶9克　枇杷叶3片（去毛）

水煎，温服。

喻嘉言曰：诸气膹郁之属于肺者，属于肺之燥也。诸喘之属于上，亦属于肺之燥也。今拟此方名清燥救肺，大约以胃为主，胃土为肺金之母也。其天门冬、知母能清金滋水，以苦寒而不用。至苦寒降火之药，尤在所忌。盖肺金自至于燥，所存阴气不过一线，倘更以苦寒下其气，伤其胃，尚有生理乎？诚仿此以增损，而救肺燥变生诸症，庶克有济。

3.甘桔汤　治肺痈咳而胸满，振寒，脉数，咽干不渴，时出浊唾腥臭，久久吐脓如米粥者。

甘草12克　桔梗6克

水煎，温服。

4.葶苈大枣泻肺汤　治肺痈喘不得卧。

葶苈6克　大枣4枚

水煎，温服。

先圣用药，泻必兼补，是故无弊。如此两方即其例也。桔梗功能开达肺气，凡咽痛、肺痈排脓皆主用之。而必以甘草为君者，以土生金，取之以助其开达之势。葶苈苦寒，力能降泄肺中之气，火热壅肺，水饮冲肺，皆能随其实而泻之。然亦必君以大枣者，使邪去而正不伤也。

5.宁肺桔梗汤 治肺痈。

桔梗6克 贝母9克 当归9克 瓜蒌9克(去油)黄芪12克 枳壳3克 甘草3克 防己6克 百合9克 桑白皮9克 薏苡仁9克 知母9克 五味子3克 地骨皮9克 杏仁9克 葶苈6克 生姜9克

水煎,温服。

治肺痈(无论已溃未溃)及肺胀等症,补泻兼行,使痰、火、气、血、脓水俱从下泄,而肺自安宁。

6.紫菀散 治肺痿。

紫菀9克 人参6克 知母6克 贝母6克 桔梗6克 茯苓9克 阿胶9克 五味子3克 甘草3克

水煎,温服。

肺痿咳痰,取人参,甘草、阿胶、紫菀以滋补肺阴,更用知母以清其火,五味子以敛其气,桔梗、贝母以利其痰。火、气、痰三者顺,则肺自受其益。

7.千金麦门冬汤 治久咳不愈。

麦门冬9克 桔梗6克 桑白皮9克 半夏6克 生地黄6克 紫菀9克 竹茹9克 麻黄3克 五味子3克 甘草3克 生姜9克

水煎,温服。

风寒客于肺中,引痰生火,故方用桔梗、桑皮、半夏、生姜以利除痰饮,生地黄、紫菀、竹茹、麦门冬、五味子以清敛火气。然陈寒不去,则痰火旋去而旋生,麻黄一味搜剔陈寒，甘草则取调诸药。凡寒中包火，火中伏寒者，皆能治之。

8.**止嗽散**　治咳嗽。

桔梗9克　荆芥6克　紫菀9克　百部9克　白前根6克　橘皮6克　甘草3克

水煎，温服。

肺体属金，畏火者也，遇热则咳，用紫菀、百部以清热；金性刚燥，畏寒者也，遇寒亦咳，用白前根、陈皮以治寒；且肺为娇脏，外主皮毛，最易受邪，不行表散则邪气流连而不解，故用荆芥以散表。肺有二窍，一在鼻，二在喉，鼻窍贵开而不贵闭，喉窍贵闭而不贵开。今鼻窍不通，则喉窍启而为咳，故用桔梗以开鼻窍。此方温润和平，不寒不热，为治咳嗽之通剂。

9.**加味泻白散**　治水源不清，小便短涩。

桑白皮9克　地骨皮9克　滑石18克　甘草3克

水煎，温服。

火伤肺津，失其清肃之令，以致水源不清，小便短涩。方用泻白散清肺金，上清水源，合六一散之滑以去着而下通水道。小便利，津液不伤，诚善法也。

10.**宣白承气汤**　治肺遗热于大肠而大便难。

杏仁9克　瓜蒌壳6克　石膏9克　大黄9克　当归15克　肉苁蓉9克

水煎，热服。

肺与大肠相为表里，肺液不足，燥从火化，表里相传，致大肠失其传导之令而大便难，法当宣通肺气，滑降大肠。故用宣白承气从肺以利导之，复加肉苁蓉补精益肾，滑降庚金者，盖以肾主二便，取滑以去着之义也。

11.团鱼丸 治蒸热咳嗽。痨症初起者亦宜之。

知母15克 贝母15克 前胡15克 柴胡15克 团鱼360克 当归30克

上药共研细末，为丸，麦门冬汤下。

方用知母、贝母清肺止咳，前胡、柴胡舒达肝气，团鱼入肝养阴，合清利痰火，疏理凝滞之品，凡肝经血郁、气郁、火郁、痰郁，以致骨蒸咳嗽者，力能治之。盖此方以调肝者利肺，金水交和，则气血清宁，痨瘵不作。

12.加味玉女煎 治吐血。

地黄9克 石膏9克 知母9克 麦门冬9克 牛膝9克 当归9克 半夏9克 杏仁9克

水煎，温服。

平人之血畅行脉络，充达肌肤，流通无滞，是谓循经。一旦不循其常，溢出肠胃之间，随气上逆，于是吐出。但吐血之源不一，有由背上来者，以治肺为主；有由胁下来者，以治肝为主。然肝肺虽系血之来路，而其吐出，实则阳明胃主之也。故仲景治血以治冲为要，冲脉丽于阳明，治阳明即治冲也。夫血之总司在于胞宫，而胞宫冲脉，上属阳明。平人则阳明中宫化汁变血，随冲脉下输胞室。吐血之人，胞宫火动气逆，上合阳明，血随而溢。咳嗽不休，多是冲脉上合阳明，而成此元逆之症也。方用石膏、麦门冬、知母以清阳明之热，半夏、杏仁以折上逆之气，地黄、当归以滋胞宫之阴，使阳明之燥气平，冲脉之逆气息，则吐血之症愈矣。欲专治肺，以麦门冬汤加减；欲专治肝，以四物汤加减。神而明之，存乎其人。若大便难，宜泻心汤。

13. 月华丸　治痨瘵。

天门冬9克　麦门冬9克　地黄9克　山药6克　百部9克　贝母9克　茯苓15克　菊花6克　沙参9克　阿胶9克　三七6克　桑叶9克　獭肝1具

上药共研细末，为丸，每服9克。

痨瘵之症，不一而足。咯血、咳嗽、遗精、泄泻、潮热、盗汗、瘦削、疲倦、梦交，或梦亡先，喜见人过，常怀忿怒。平旦病减，午后病增。发热、心烦、口燥、鼻干、脸红、唇赤、骨蒸、肺痿、咽痛、失音。若泻不止，则不治矣。其原得于酒伤损，以及失血之后，瘀血郁热，化生痨虫，蚀人脏腑之精血，变生诸般怪症，最难医治，惟月华丸足以治之。方中獭肝随月变形，每月生一叶，正月则合为一叶。以其变化不测，而性之能杀虫。凡痨虫隐伏幻怪者，亦以此幻怪之物治之，乃自古相传之灵药，方名"月华"，实以此药命名。而虫由所生，则由于瘀血所化，故用三七以化瘀血。然瘀血之所以化虫者，又由于痰热所蒸，故用余药，润利以消痰火。但取消瘀，则三七一味已足，但取杀虫，则獭肝已足。而必多其物品者，攻补兼行，标本同治，乃为全胜之师也。

14.越婢加半夏汤 治肺胀，咳而上气，其人喘，目如脱状。

麻黄9克 石膏12克 甘草3克 生姜4.5克 大枣12枚 半夏6克

水煎，温服。

肺胀，原由风水相搏，热气奔腾，上蒸华盖，走入空窍，故咳而上气，目如脱状。方用麻黄、生姜以攻外邪，石膏以清内热，甘草、大枣以补中气，加半夏以开闭塞之路，俾肺窍中之痰涎益净，终无肺痈之患矣。

15.小青龙汤 治水饮冲肺。（原治表不解，心下有水气，干呕发热而咳，或渴，或利，或噎，或小便不利、少腹满，或喘者。）

麻黄6克 桂枝6克 芍药6克 生姜6克 甘草3克 五味子3克 细辛3克 半夏3克

水煎，温服。

此方所以散冲肺之水邪者，借麻黄之大力，领诸药之气，布于上，运于下，达于四旁，内行于州都，外行于元府，诚有左宜右有之妙。

16.四磨汤　治气喘。

人参　乌药　槟榔　沉香各等分

水煎，温服。

方取人参滋肺，以补气之母；取沉香入肾，以纳气之根；然后以槟榔、乌药从而治之。泻实补虚，诚为调纳逆气之妙法。盖肺为阳，而所以纳气下行者，全赖阴津，故用人参以生津；肾为阴，而所以化气上行者，全赖真阳，故用沉香以固阳。惟其沉水，故能直纳水中之阳也。

17.葶苈大枣泻肺汤　治咳逆倚息。

葶苈6克　大枣4枚

水煎，温服。

咳逆倚息者，肺满而气闭也。闭者宜开，故用葶苈泄肺气以开之，大枣补脾土以纳之，则气息畅矣。

18.大建中汤　治心胸中大寒痛，呕不能食。

蜀椒3克，干姜12克　人参3克　饴糖9克

水煎，温服。

胸为阳气出入之部，心胸受寒，引动下焦之阴气上逆而干于阳位，遂为胸痛也。方取干姜、人参、饴糖建立中气，蜀椒下行，温起下焦之阳，以胜上弥之阴，则痛呕之症可立止矣。（注：胸痹、心痛不呕者，瓜蒌薤白汤加减。）

19.温白丸 治肺积息贲。

紫菀30克 菖蒲30克 吴茱萸30克 柴胡30克 厚朴30克 桔梗15克 茯苓15克 皂荚15克 桂枝15克 干姜15克 黄连15克 蜀椒15克 巴豆15克 人参15克 川乌24克

上药研末，蜜丸，如梧桐子大，每服9克。

经曰：肺之积，名曰"息贲"，在右胁之下，大如杯。久不已，令人洒淅寒热，喘咳，发为肺积。肺主气，外合皮毛。肺郁成积，壅于内者，不能卫于外，故洒淅寒热。痹于上者，不能降于下，故喘咳发肺积。方中皆辛温解敞，调气行滞之品，肺积自消也。

（八）大肠病机方论

或问：经曰，大肠者，传导之官，变化出焉。又曰：阳明之上，燥气主之，中见太阴。其过与不及，病当何如？曰：燥气太过，则津液耗伤，肠中枯燥，大便为难（宜蜜煎导方、猪胆汁导方），甚则结硬（宜大承气汤）。燥气不足，则土金相生，燥从湿化，寒则鹜溏（宜桃花汤），甚则滑脱（宜赤石脂禹余粮汤）。夏日伏暑，秋凉外束，兼之饮食不节，起居不时，阴受之则入五脏，胀满闭塞，下为渗泄（宜神术汤），久为肠澼（宜人参败毒散、葛根苓连甘草汤、加减小柴胡汤、白头翁之类）。与肺相为表里，故病多治肺以治之。与胃同是阳明之经，故又多借治胃之法以治之。又脱肛乃肺胃之气不足，后贤多用补气升肠汤、补中益气汤、黄芪防风汤之类，盖以病在下，取之上也。

大肠病方：

1.**蜜煎导方** 阳明病津伤便硬者，宜此方。

用蜜1杯，于铜器内微火煎，凝如饴状。取纸捻作挺子，以线扎之，外以蜜厚包之，如指许，长二寸，微热纳谷道中，以手急抱，欲大便时，乃去之。

2.**猪胆汁导方** 用猪胆1枚，和酢少许，以竹管灌入谷道中。如一食顷，当大便，出宿食恶物，甚效。刻下以药枪打入，其法尤效。

3.**大承气汤** 治阳明病，潮热谵语，手足腋下濈然汗出，腹痛，大便硬。

枳实7.5克 厚朴12克 大黄6克 芒硝6克

上药用水三杯，先煮枳实、厚朴至一杯半，去渣滓，纳大黄，煮取一杯，去渣滓，纳芒硝，更上微火一二沸，温服。得下，勿再服。

以上三方，方解见阳阴病脉证治法。

4.**桃花汤** 治少阴病二三日至四五日，腹痛，小便不利，下利不止，便浓血者。

赤石脂48克（一半全用，一半筛末） 干姜3克 粳米12克

上药用水四杯，煮至二杯，入赤石脂末3克，日三服。一服愈，余勿服。

方解见少阴病脉证治法。

5.赤石脂禹余粮汤 治滑脱。

赤石脂 禹余粮各等分

水煎，温服。

柯韵伯曰：甘草、生姜、人参、白术可以补中宫元
气之虚，而不足以固下焦脂膏之脱。此利在下焦，故不
得以理中之剂收功矣。乃大肠之不固，仍责在胃；关门
之不闭，仍责在脾。二石乃土之精气所结，实胃而涩
肠。急以治下焦之标者，实以培中宫之本也。

6.神术汤 治肠风飧泄，并治风湿自汗等症。

防风6克 白术9克 甘草3克

水煎，温服。

《内经》云：春伤于风，夏生飧泄。又云：久风生飧
泄。方中防风、白术驱风燥湿，尤妙甘草甘缓和中。经
曰：肝色青，宜食甘。此之谓也。故风湿自汗等症，亦
皆宜之。

7.人参败毒散 治夏日伏暑，秋凉外束，下为渗
泄，久为肠澼。（原治伤寒、瘟疫、风湿、风眩、拘蜷、
风痰头痛目眩，四肢痛，憎寒壮热，项强睛痛，及受四
时不正之气，疟痢等症。）

羌活6克 独活6克 柴胡6克 前胡6克 枳壳3克 桔梗6
克 川芎3克 茯苓6克 人参6克 甘草3克

水煎，热服。

加减法：红痢者，加当归、芍药；目胀口渴者，去

川芎，加葛根；小便黄赤者，去茯苓，加滑石；热甚者，加黄芩、黄连；有汗者去羌活，加防风；外邪轻，体不疼者，去独活、前胡；噤口痢者，加陈仓米。

此方今人每多去人参，用之殊失制方之义，所以无效。梦觉曰：加人参于表剂，元气不因表而受伤。以表剂而加人参，邪气不借补而助虐。凡风寒暑湿杂感，外而发热恶寒，头疼身痛，内而滞下肠澼，泄痢后重，表症正甚，里症又急，用此方彻内彻外，则表里之邪，一并廓清。此喻嘉言逆流挽舟之法也。

又噤口痢发干呕者，此内热盛也，宜干姜黄芩黄连人参汤主之。唐宗海用干姜易生姜汁一匙冲服，尤妙。

8.葛根芩连甘草汤　治身热，目疼、鼻干，不眠，肠澼等症。（原治桂枝汤证，医反下之，利遂不止者。）

葛根24克　黄芩6克　黄连6克　甘草3克

水煎，温服。

加减法：红痢者，加当归、白芍；白痢者，加枳壳、桔梗、杏仁、滑石。

此仲景治表邪内陷而成痢者。方中君以葛根、甘草辛甘化阳，透邪外达，更佐黄芩、黄连苦寒清热坚肠。今热竭邪散，痢当自除。后贤红痢加当归、白芍，白痢加枳壳、桔梗、杏仁、滑石者，盖以泄痢赤白，取之以调气血耳。

9.加减小柴胡汤　治寒热往来，泄痢脓血，里急后重，并治疟转痢，痢转疟。

柴胡12克 花粉6克 黄芩6克 甘草4.5克 人参6克 当归9克 白芍9克 枳壳6克 桔梗6克 杏仁9克

水煎，温服。

肺主秋收之令，肝主疏泄之权。痢多发于秋者，肝气欲疏而外泄，肺气欲收而内敛，是以欲便不便，而为里急后重。肺主气，肝主血，故见赤白也。此方轻清升达胆气，胆气条达，则少阳之气升，而痢自愈。又疟转痢，痢转疟，亦用此方去杏仁、枳壳、桔梗，加谷芽、山楂。二者皆本《内经》"厥阴不从标本，从乎中见"之义。盖痢虽见于大肠，而实则厥阴肝病也。

又曰：痢疾有脏热胃寒，宜连理汤；胃寒肠热，宜理中大黄汤；脏热胃寒兼呕者，生姜泻心汤、半夏泻心汤随宜择用；红痢已久，四肢逆冷，内无热者，当归四逆汤主之；内有热而四肢厥冷者，宜四逆散加薤白主之。

附：连理汤 治痢疾脏热胃寒，又治呕叶酸水。

人参9克 白术9克 干姜9克 甘草9克 黄连6克

水煎，温服。

理中加大黄汤 治痢疾胃寒肠热。

人参9克 白术9克 干姜9克 甘草9克 大黄9克

水煎，温服。

半夏泻心汤 治呕逆、痞满。

半夏9克 黄芩9克 黄连3克 干姜6克 甘草6克 人参6克 大枣4枚

水煎，去渣滓，再煎，温服。

生姜泻心汤 治心下痞硬，干噫食臭，胁下有水气，腹中雷鸣，下利者。

半夏9克 黄芩9克 黄连3克 干姜3克 甘草6克 人参6克 大枣4枚 生姜12克

水煎，去渣滓，温服。

当归四逆汤 治手足厥寒，脉细欲绝。若有久寒，加吴茱萸、生姜。

当归9克 桂枝9克 芍药9克 细辛9克 炙甘草6克 大枣8枚 木通6克

水煎，去渣滓，温服。

四逆散 治少阴病四逆，其人或咳，或悸，或小便不利，或腹痛，或泄利下重者。

柴胡 芍药 枳壳 甘草各等分

上药共为细末，白饮和服3克，日三服。

加减法：咳者，加五味子、干姜；悸者，加桂枝；小便不利者，加茯苓；腹中痛者，加附子；泄利下重者，先浓煎薤白汤，纳药末9克，再煎一二沸，温服。

10.白头翁汤 下利欲饮水者，有热故也，此汤主之。

白头翁6克 黄连9克 黄柏9克 秦皮9克

水煎，去渣滓，温服。

产后下利虚极者，此方加阿胶6克，甘草3克。

方解见 肝脏病机方论。

11.补气升肠汤 治脱肛。

人参18克 黄芪30克 甘草9克 升麻3克 当归9克

水煎，温服。

脱肛乃由肺胃气虚下陷所致，故取保元汤加升麻以举之。所谓保元者，保守其元气之谓也。气一而已，主肾为先天真元之气，主胃为后天水谷之气，此指发生而言也。又水谷之精气，行于经隧为营气；水谷之悍气，行于脉外为卫气；大气之积于胸中，而司呼吸者，为宗气，是分后天运用之元气而为三也。又外应皮毛，协营卫而主一身之表者，为太阳膀胱之气，内通五脏，司制节而主一身之里者，为太阴肺金之气，通行内外，应腠理而主一身之半表半里者，为少阳三焦之气，是以先天运行之元气而为三也。此方用黄芪和表，人参固里，甘草和中，三气治而元气足矣。元气既足，则运行不停，升降自如，有何脱肛之患哉！然非多服不为功，盖以实症易治，而虚症难疗故也。

12.补中益气汤 治气虚下陷脱肛。（原治阳虚内热，头痛，口渴，表热自汗，不任风寒，脉洪大，心烦不安，四肢困倦，懒于言语，无气以动，动则气高而喘。）

人参9克　黄芪9克　白术9克　甘草3克　当归6克　橘皮6克　柴胡6克　升麻3克

水煎，温服。

此亦前方之意。惟柴胡一味，舒达胆气，胆气条达，则十一脏从之宣化，义更精也。

13.黄芪防风汤　治脱肛。

黄芪30克　防风9克

水煎，温服。

方用黄芪甘温，秉天春升少阳之生气，气味具升者，益气以举之。其不用升麻而用防风者，假风药以张其势也。此三方义甚相近，惟熟读《神农本草经》者自知。

（九）肾脏病机方论

肾为水脏，水中含阳，化生元气，根结丹田，内主呼吸，达于膀胱，运行于外，则为卫气，此气乃水中之阳，别名之曰"命火"。肾水充足，则火之藏于水中者，韬光匿彩，龙雷不升，是以气足，而鼻息细微，则无病矣。水虚则火不归元（宜十味地黄汤），喘促虚劳（宜大补明丸）诸症并作。咽痛（宜猪肤汤），声哑（宜加味都气丸），心肾不交（宜还少丹），遗精，失血（宜加味二加龙骨汤），肿满（宜济生肾气丸），咳逆（宜豁痰丸），痰喘（宜都气丸），盗汗（宜叶氏盗汗方）。如阳气不足者，则水泛为痰（宜附子汤），凌心冲肺（宜茯苓甘草汤），发为水肿（宜栝蒌瞿麦丸），腹痛（宜小建中汤），奔豚（宜桂枝加桂汤），下利厥冷（宜四逆汤），亡阳大汗（宜参附汤），元气暴脱（宜黑锡丹）。肾又为先天，主藏精气。女子主天癸，男子主藏精。水足则精血多，水虚则精血竭（宜五子衍宗丸）。于体主骨，骨痿故属于肾（宜金刚丸）。肾病者，脐下有动气。肾上交于心，则水火既济，不交则火愈亢（宜朱砂安神丸）。位在腰，主腰痛（宜强腰丸）。开窍于耳，故虚则耳鸣，耳聋。瞳人属肾，虚则神水散大，或发内障（宜磁朱丸），虚阳上泛为咽痛，颊赤（宜桂苓五味甘草汤、肾气丸加沉香）。阴虚不能化水，则小便不利（宜六味地黄汤），阳虚不能化水，小便亦不利（宜肾气丸）也。肾之病机，有如此者。

肾部病方：

1.**十味地黄汤** 治火不归元。

地黄24克 怀山药12克 山茱萸12克 茯苓9克 丹皮9克 泽泻9克 肉桂3克 附子6克 玄参6克 白芍6克

水煎，温服。

方中白芍能敛木中之火气，以归其根；元参能启水中之精气，以交于上，故加此二味于八味丸中，一以速附子之下行，一以防肉桂之上潜。凡口舌生疮、面红、目赤、齿牙浮动，属于火不归元者，此为秘法。

2.**大补阴丸** 治喘促虚劳。

地黄24克　知母9克　黄柏6克　龟板18克　五味子3克
牛膝6克　猪脊髓1条

上药共研细末，蜜丸，梧桐子大，每服50丸。

气之根源于肾。虚劳水枯不能潜阳，是以喘促。方
用知母黄柏、地黄、猪脊髓滋其阴，龟板、牛膝、五味
子潜其阳。阴足阳秘，息细气静，喘促自平矣。

3.猪肤汤　治咽痛。

猪肤45克　白蜜15克　糯米粉75克

水煎，温服。

虚劳咽痛者，火在上而水不得上交也。方用猪肤滋
阴降火，且用蜜粉稼穑作甘之味，助中土以交合水火。
水火既济，则咽痛自愈。

附：养阴清肺汤　治阴虚咽痛。

生地黄9克　玄参9克　丹皮6克　白芍9克　麦门冬9克
薄荷6克　贝母9克　甘草3克

少阴脉贯肾络于肺，一水不能制二火，以致木火上
炎，是以咽痛。方用生地黄、玄参以滋肾阴，麦门冬入
肺以滋其化源，丹皮以清心包，白芍以敛少阳。至于痹
者，闭也、痛也，故用甘草之甘，以缓其痛，而交水
火。薄荷、贝母辛以散其结，而咽痛自愈。

4.加味都气丸　治声哑。

地黄14克　山药12克　茯苓9克　山茱萸12克　泽泻9克
丹皮9克　五味子3克　人参3克　沉香15克　诃子6克

此方汤、丸随宜。

夫声音者，气所从出也。气根于肾，故声音之出实由肾生。气不归元，则咳愈甚，气愈泛而声愈干。用都气丸以纳气之根，加人参以济出气之主。又加沉香以纳之，诃子以润之，则气足而津生，津生而肺润，肺润则声音嘹亮也。

附：补肺阿胶散 治声哑。

阿胶9克 马兜铃9克 牛蒡子9克 射干6克 甘草3克

水煎，温服。

水虚则火旺，火旺则刑金，是以声哑。方用阿胶潜滋肾水，上清水源而保肺，马兜铃清肺以治声哑，牛蒡子、射干以利咽喉，甘草之甘以补土生金。肺金既清，声音自鸣。

5.还少丹 治心肾不交。并治脾胃俱虚，饮食无味，面少精彩，腰膝无力，梦遗或少年阳痿等症。

山药12克 牛膝3克 远志3克 山茱萸12克 茯苓9克 五味子3克 楮实子6克 巴戟天9克 小茴香3克 枸杞9克 地黄24克 肉苁蓉9克 菖蒲3克 杜仲9克

此方汤、丸随宜。

方中皆滋补肾阴以通心气之品。徐洄溪曰：此是交通心肾之方。

6.加味二加龙骨汤 治遗精、失血。

龙骨9克 牡蛎12克 白薇9克 附子9克 白芍9克 甘草

6克 生姜9克 大枣4克 茯神9克 酸枣仁9克 阿胶6克 蒲黄6克（炒）

水煎，温服。

精者水之所化，遗精者水病也。而又吐血，是血亦病也。先吐血而后遗精，是血病累及于水；先遗精而后吐血，是水病累及于血。治法无论先后，总以治肝为主。胞宫乃肝所司，精与血皆藏于此。治血者必治胞，治精者亦必治胞，故皆以治肝为主。肝寄相火，气主疏泄，火炽气盛，则上吐血而下遗精。此乃清散上焦，潜纳下焦之方。取甘草、大枣从中宫以运上下；生姜、白薇清散，使上焦之火不郁；附子、白芍、龙骨、牡蛎、阿胶滋敛肝火，令胞宫之火归根；肝相虽主疏泄，然未有君火不先动者，故又加枣仁之酸以敛肝气，茯苓之甘以安心神，俾阴平阳秘，精血乃固矣。

7.济生肾气丸 治肿满。

地黄30克 山药30克 茯苓30克 山茱萸30克 泽泻30克 丹皮30克 附子30克 桂枝30克 牛膝30克 车前仁30克

上药研末，蜜丸，如绿豆大，每服100丸。

肾者胃之关，关门不利，故聚水而从其类也。方取地黄、山药、丹皮以养阴中之真水，山茱萸、桂心、附子以化阴中之阳气，泽泻、牛膝、车前仁以利阴中之滞。能使气化于精，即所以治肺也；补火生土，即所以治脾也；壮水利窍，即所以治肾也。水肿乃脾肺肾三脏之病，此方所以治本。

8.豁痰丸 治咳逆。

当归6克 知母6克 天花粉6克 白前根9克 枳壳3克
杏仁9克 麦门冬9克 瓜蒌9克 竹沥3克 桔梗6克 射干6克
茯苓9克 石斛9克 甘草3克 紫菀9克

此方汤、丸随宜。

此方清润降利，止咳化痰。凡痰凝气阻，咳逆不休
者宜之。

9.都气丸 治痰喘。

地黄24克 山药9克 茯苓9克 山茱萸9克 泽泻9克 丹
皮9克 五味子3克

此方汤、丸随宜。

人身呼吸之气司于肺，而实根于肾。此气乃肾中一
点真阳，而深赖肾中之水阴充足，涵阳气而潜藏于下。
故气出口鼻则有津液，气着于物则如露水。以气从水中
出，水气足，故气亦带水阴而出，其纳入于肾也。有水
封之而气静秘，故肾水足者，其气细，龙能蛰，龟能
息。世传仙术有二：有龙蛰，有龟息，皆是敛气之法，
亦是保养肾水之法。气者水之所化，此丸用六味地黄汤
补水以保其气，利水以化其气；加五味子之收敛，以涵
蓄其气，则气自归元而不浮喘。

10.叶氏盗汗方 治阴虚盗汗。

人参6克 熟地黄18克 五味子3克 莲子6克 茯神9克

甘草3克

水煎，温服。

汗为心液，睡中汗出者，水火不交也。方用莲子、茯神以敛心气，地黄、五味子以滋肾水，甘草、人参调和中气，使阴阳调和，水火既济，则汗自止。

11.附子汤　治阳气不足，水泛为痰（原治身体痛，手足寒，骨节痛，脉沉者）。

人参9克　茯苓9克　白术9克　附子15克　白芍9克

水煎，温服。

附子色黑，大温能补肾中之阳。肾阳者，水中之阳。泄水之阳者，木也，故用白芍以平之；封水之阳者，土也，故用白术以填之；水中之阳，恐水邪泛滥则阳越，茯苓利水，俾阳不因水而泛，阳斯秘也；水中之阳若无水津以养之，则阳不得其宅，故用人参以生水津，使养阳气，阳得所养，阳斯充矣。若水邪已泛上而为痰饮者，则去人参之甘寒，加生姜之辛温以散水邪，名曰真武汤。

12.茯苓甘草汤　治阳气不足，水气凌心冲肺（原治悸而厥者）。

茯苓12克　甘草6克　桂枝9克　生姜9克

水煎，温服。

方用桂枝补心火，使下交于肾；茯苓利肾水，使不上凌于心；甘草补中土以制水，使水不克火；生姜为散水而设，无他意也。

13.**栝蒌瞿麦丸** 治水肿（小便不利，其人若渴者）。

瓜蒌根9克 薯蓣9克 茯苓9克 附子15克 瞿麦3克

水肿小便不利，求之膀胱。然膀胱之所以出者，气化也。气之所以能化者，不在膀胱而在肾。故以花粉清上焦之热而止渴，薯蓣补中焦之虚以制水，茯苓、瞿麦行下焦之水而利小便，尤妙附子振作肾阳，则太阳之气化，则膀胱之水行矣。

14.**小建中汤** 治虚劳里急，悸衄，腹中痛，梦失精等症。

桂枝6克 芍药12克 甘草3克 生姜6克 大枣9克 饴糖15克

水煎，温服。

虚劳里急诸不足者，五脏阴精阳气俱不足也。故用桂枝、生姜辛温以助阳，芍药、饴糖酸甘以生阴，大枣、甘草纯甘以补中气，使中宫建立，则阳气化而上行，阴气化而下降，阴阳调和，则虚劳诸症愈矣。

15.**桂枝加桂汤** 治奔豚。

桂枝18克 芍药9克 甘草6克 生姜6克 大枣4枚

水煎，温服。

心阳不足，肾气上冲于心，则发为奔豚。方用桂枝汤补心气以解外邪，再加桂者，通肾气，暖水脏，而水邪化矣。

16.四逆汤　治下利厥冷。

甘草6克　干姜9克　附子1枚

水煎，温服。

四肢为诸阳之本。下利厥逆者，肾气虚寒，而阳气不温于四末也。方中干姜温中散寒以止利，附子暖肾燥湿而治厥，合之甘草辛甘发散为阳，阳回利自止矣。

17.参附汤　治亡阳大汗。

人参15克　附子30克

水煎，温服。

人之元气生于肾而出于肺，肺阴不能制节，肾阳不能归根，则为喘脱大汗之症。用附子入肾以补阳气之根，人参入肺以济出气之主，二药相济，大补元气。气为水之阳，水即气之阴，人参是补气之阴，附子是补水之阳。知此，则知一切补气之法。

18.黑锡丹　治元气暴脱。

黑锡9克　硫黄9克　胡芦巴15克　沉香15克　木香30克　小茴香30克　肉桂15克　肉豆蔻30克　附子15克　川楝30克　补骨脂30克

上药共研细末，为丸，每服9克。

此方于一派辛温药中，杂以川楝之苦寒为导，妙不可言。凡遇阴火逆冲，真阳暴脱，气喘痰鸣之急症，舍此别无方法。即痘疹等各种坏症服之，亦无不回生。

19.五子衍宗丸　治肾水虚则精血竭（原治男人精虚

无子，而阳事不举）。

菟丝子240克 枸杞子120克 覆盆子120克 五味子90克 车前子90克

上药研末，蜜丸，梧桐子大，每早米汤下9克。

凡物之多子者，久服之亦令人多子。且菟丝子、车前子煮汁，胶腻极似人精，故能益精而聚精。况又得枸杞子、覆盆子，皆滋润之品以助之乎！尤妙在五味子之收涩，与车前子之通利并用，大具天然开阖之妙，亦时方之颇有意义者。

20.金刚丸 治骨痿。

草薢9克 肉苁蓉9克 菟丝子9克 杜仲9克

上药共研细末、蜜丸，每服9克，日三服。

肾主骨，又主藏精，精血竭则骨痿。方中四味强精壮骨，补髓添精，精髓充足，则筋骨强壮，故曰"金刚"。

21.朱砂安神丸 滋阴降火以交心肾。

朱砂3克 黄连9克 生地黄9克 甘草6克 玄参9克 当归9克

水煎，温服。

22.强腰丸 治腰痛。

杜仲60克 补骨脂60克 巴戟天60克 沙蒺藜60克 牛膝15克 青盐6克

上药共研细末，为丸，如豆大，每服20丸。

经云：腰者肾之府，转摇不能，肾将惫矣。方中皆补肾强腰之品，显而易见，不待赘释。

23.磁朱丸　治耳聋，耳鸣，瞳人散大，或发内障。并治癫痫。

磁石60克　朱砂30克　神曲90克

上药共研末，蜜丸，如绿豆大，每服10丸。

经云：五脏六腑之精，皆上注于目。则目之能视者，气也；目之所以能视者，精也。肾惟藏精，故神水发于肾；心为离照，故神光发于心。光发阳而外映，有阴精以为守，则不散而常明；水发阴而内凝，有阳气以为布，则洞悉而不穷。惟心肾有亏，致神水干涸，神光短少，昏眊内障诸症所由作也。《千金》取磁石直入肾经，收散失之神，性能引铁，呼肺金之气，归藏肾水。朱砂体阳而性阴，能纳浮游之火而安神明。水能鉴，火能烛，水火相济，而光华不四射欤？然目受脏腑之精，精侔于谷。神曲能化五谷，则精易成矣。盖神水散大，缓则不收，赖镇堕之品，疾收而吸引之，故为急拔之剂也。其治耳聋、耳鸣等症，亦以镇堕之功，能制阳之上奔耳。

24.桂苓五味甘草汤　治虚阳上泛，咽痛颊赤。

桂枝9克　茯苓12克　五味子3克　甘草9克

水煎，温服。

此仲景治肾中水气腾溢，虚阳上泛，咽痛、颊赤之方也。桂枝、茯苓能抑冲气，使之下行，水行即是气行，然逆气非敛不降。故以五味子之酸敛其气，土厚则阴火自伏，故以甘草之甘补其中也。

25.肾气丸加沉香 治虚阳上泛为咽痛、颊赤。

地黄12克 山药6克 茯苓4.5克 山茱萸4.5克 泽泻4.5克 丹皮4.5克 附子3克 肉桂1.5克 沉香3克

水煎，去渣滓，温服。

26.六味地黄汤 治阴虚不能化水，小便不利。并治阴虚火上炎。腰膝、足跟痛，小便淋秘，水泛为痰，盗汗失血，消渴，头目眩晕。耳聋等症。

地黄24克 山药12克 茯苓9克 山茱萸9克 泽泻9克 丹皮9克

水煎，温服。

人之既生，以后天生先天，全赖中宫输精及肾，而后肾得补益。方取地黄以滋肾水，而又恐肝木盗母之气，故用山茱萸以养肝之阴，补子正以实母也。再用山药补脾土，启水阴以给于肾。用丹皮清心包，泻火邪以安肾。庶几肾中之水得以充足。特虑有形之水质不化，而无形之水阴亦不能生，尤妙以茯苓、泽泻化气行水，以泻为补。

27.肾气丸 治阳虚不能化水，小便不利（原治虚努腰痛，少腹拘急，饮一溲一，短气有微饮，少腹不仁，及妇人转胞等症）。

地黄120克　山药60克　茯苓45克　山茱萸45克　泽泻45克　丹皮45克　附子30克　肉桂15克

上药共研细末，蜜丸，如梧桐子大，每服40丸。

肾为水脏，而其中一点真阳，便是呼吸之母。水足阳秘，则呼吸细而津液调。如真阳不秘，则水泛火逆。方用茯苓、泽泻以利水饮，用地黄、山茱萸以滋水阴，用山药入脾以输水于肾，用丹皮入心以清火安肾。得六味以滋肾，而肾水足矣。然水中一点真阳，又恐其不能生化，故用附子、肉桂以补之。若加牛膝，便具引火归元之功；若加知母、黄柏，又治阳盛阴虚之法；如去桂枝、附子，加麦门冬、五味子，则纯于滋阴，兼治肺金；若加沉香之色黑沉降，引虚阳归肾之力尤大。

（十）膀胱病机方论

膀胱者，贮小便之器，经谓"州都之官，津液藏焉，气化则能出矣"。此指汗出，非单指小便。小便虽出于膀胱，而实则肺为水之上源，上源清则下流自洁；脾为水之堤防，堤防利则水道利；肾又为水之主，肾气行则水行也。经所谓"气化则能出"者，谓膀胱之气载水津上行，外达出而为汗，则有云行雨施之象。故膀胱称为太阳经，谓水中之阳达于外，以为卫气，乃阳之最大者也。外感则伤其卫阳，发热恶寒。其经行身之背，上头项，故头项痛、背痛（宜麻黄汤），角弓反张（宜葛根汤），皆是太阳经病。皮毛与肺合，肺又为水源，故发汗须治肺，利水亦须治肺，水天一气之义也。位居下部，与胞相连，故血结（宜桃仁承气汤）。亦病水，水结（宜五苓散），亦病血。又膀胱不利为癃（宜滋肾丸），不约为遗溺（宜鸡肠汤），膀胱之为病，大略如此。

膀胱病方：

1.**麻黄汤** 太阳病，头痛，发热，身疼，腰痛，骨节疼痛，恶风，无汗而喘者。

麻黄9克 桂枝6克 杏仁24枚 甘草6克

上药先煎麻黄，去沫，后入诸药，同煎，热服。

何谓太阳经？《内经》云：太阳之脉，上连风府，上头下项，挟脊抵腰至足，循身之背是也。何谓气？《内经》云：太阳之上，寒气主之。又曰：三焦膀胱者，腠理毫毛其应。是太阳之气，主周身之表，而主外也。此症病在肤表，则肤表实，故无汗。无汗则表气不通，故喘。痛而曰"疼"，痛之甚者也，此经与气俱伤，故以麻黄大开皮毛为君，以杏仁降利肺气，甘草和其中气，桂枝从肌以达表为辅佐，复取微汗，则诸症皆退。

2.**葛根汤** 治角弓反张，无汗而小便反少，气上冲胸，口噤不得语。

葛根12克 麻黄3克 桂枝9克 芍药9克 甘草6克 生姜9克 大枣4枚

水煎，温服。

此症有汗宜桂枝汤加花粉，无汗例用麻黄汤。然恶其太峻，故于桂枝汤加麻黄以发汗，君葛根以清经络之热，是发表中寓养阴之意也，甚得《金匮》竹叶汤尤妙。

3.桃仁承气汤 太阳病不解，热结膀胱，其人如狂，血自下，下者愈。其外不解者，尚未可攻，当先解外。外解已，但少腹急结者，此方主之。

桃仁9克 桂枝9克 大黄9克 芒硝4.5克 甘草6克

水煎，温服。

热结膀胱少腹急结者，胞宫血海之血为热煎熬而蓄积也。经曰：血在上善忘，血在下如狂，其斯之谓欤？方以桃仁为君者，以桃得阳春之生气，其仁微苦而涌泄，为行血之缓药。得大黄以推陈致新，得芒硝以清热消瘀，得甘草协和诸药，俾左宜右有，而全其攻血之能。复用桂枝之辛温以行

其气，气行则血行也。

4.五苓散 治膀胱水结。

茯苓9克 猪苓9克 泽泻12克 白术9克 桂枝6克

水煎，温服。

苓者令也，令制节之令，行于膀胱也。茯苓、猪苓、泽泻皆化气之品，有白术从脾以输转之。桂枝化太阳之气，太阳之气化，而膀胱之水结行矣。

5.滋肾丸 治小便癃闭。并治肺痿声嘶。

黄柏60克 知母60克 肉桂6克

上药共研为末，蜜丸，如梧桐子大，每服50丸，空心白汤下。

溺由气化。气者阳也，阳得阴则化，若热结下焦，上无口渴之症，以此丸清下焦之热，则小便如涌矣。

6.鸡肠汤 治遗溺（肾气丸亦宜之）。

棉花子9克 补骨脂9克 桑螵蛸6克 鸡肠1具

水煎，温服。

（十一）三焦病机方论

三焦，古作膲，即人身上下内外相连之油膜也。盖两肾中一条油膜为命门，即是三焦之原，上连肝气、胆气及胸膈，而上入心为包络。下连大肠、小肠，前连膀胱。下焦夹室，即血室、气海也。循腔子为肉皮，透肉出外，为包裹周身之白膜，皆是三焦所司。白膜为腠理，三焦气行腠理，故凡邪气客于腠理者，则有寒热往来之症（宜小柴胡汤）。命门相火布于三焦，火化而上行为气，火衰则元气虚，火逆则元气竭。水化而下行为溺，水溢则肿（宜牡蛎泽泻散），结则淋（宜五淋汤），连肝胆之气，故多挟木火。与肾、心包相通，故原委多在两处。与膀胱一阴一阳皆属肾之府也，其主病可知矣。

三焦病方：

1.小柴胡汤 治邪客腠理，寒热往来。

柴胡24克　黄芩9克　半夏9克　人参6克　甘草6克　生姜9克　大枣4枚

上药水煎，去渣滓，再煎，温服。

少阳之气，内主三焦，外主腠理。腠者，三焦通会元真之处；理者，肌肉脏腑之纹理也。曰三者，上中下也；焦者，鸡冠板油，连网脂膜是也。故曰人身之表，腠理实营卫之枢机；人身之里，三焦实脏腑之总管。论少阳之体，则为相火之气，根于胆府；论少阳之用，则为清阳之气，寄在胃中。此方乃达表和里、升清降浊之活剂。人参、大枣、甘草培其胃气，黄芩、半夏降其浊火，柴胡、生姜升其清阳，是以其气和畅而腠理三焦罔不调治。凡寒热往来，皆属三焦腠理之气不和，均以此方加减。

2.牡蛎泽泻散　治腰以下肿。

牡蛎　泽泻　天花粉　蜀漆　葶苈　商陆　海藻各等分

水煎，温服。

水势未犯半身以上，急排其水，所全甚大。设用缓药，必侵入上部，治之无及矣。今病势渐近，尚在腰下，宜从小便利之。牡蛎、海藻生于水，故能行水；葶苈利肺气而导水之源；商陆攻水结而疏水之流；泽泻、天花粉二味，皆引水气上升，可升而后可降也；蜀漆乃常山之苗，自内而出外，自阴而出阳，所以引诸药而达于病所。又散以散之，欲其散布而行速也。但其性甚烈，不可多服，得小便利，止后服。

3.五淋汤 治五淋热结。

茯苓9克　芍药9克　甘草6克　栀子仁9克　当归9克　车前仁9克

水煎，温服。

经曰：三焦者，决渎之官，水道出焉。今三焦之火盛，则淋结不通而为溺短、溺闭之症。方用栀子仁、茯苓治心肺，以通上焦之气，而五志火清；当归、芍药滋肝肾，以安下焦之气，而五脏阴复；甘草调中焦之气，而阴阳分清。则三焦之决渎通利，而膀胱之水腑洁矣。此治本之计，法之尽善者也。

二、脏气法时论

岐伯曰：肝主春，足厥阴，少阳主治，其曰甲乙，肝苦急，急食甘以缓之；心主夏，手少阴、太阳主治，其曰丙丁，心苦缓，急食酸以收之；脾主长夏，足太阴、阳明主治，其曰戊己，脾苦湿，急食苦以燥之；肺主秋，手太阴、阳明主治，其曰庚辛，肺苦气上逆，急食苦以泄之；肾主冬，足少阴、太阳主治，其曰壬癸，肾苦燥，急食辛以润之。开腠理，致津液，通气也。病在肝，愈于夏，夏不愈，甚于秋，秋不死，持于冬，起于春，禁当风；肝病者，愈在丙丁，丙丁不愈，加于庚辛，庚辛不死，持于壬癸，起于甲乙；肝病者，平旦慧，下晡甚，夜半静；肝欲散，急食辛以散之，用辛补之，酸泻之。病在心，愈于长夏，长夏不愈，甚于冬，冬不死，持于春，起于夏，禁温食热衣；心病者，愈在戊己，戊己不愈，加于壬癸，壬癸不死，持于甲乙，起于丙丁；心病者，日中慧，夜半甚，平旦静；心欲软，急食咸以软之，用咸补之，甘泻之。病在脾，愈在秋，秋不愈，甚于春，春不死，持于夏，起于长夏，禁温食饱食，湿地濡衣；脾病者，愈在庚辛，庚辛不愈，加于甲乙，甲乙不死，持于丙丁，起于戊己；脾病者，日昳慧，日出甚，下晡静；脾欲缓，急食甘以缓之，用苦泻之，甘补之。病在肺，愈在冬，冬不愈，甚于夏，夏不死，持于长夏，起于秋，禁寒饮食寒衣；肺病者，愈在壬癸，壬癸不愈，加于丙丁，丙丁不死，持于戊己，起于庚辛；肺病者，下晡慧，日中甚，夜半静；肺欲收，急食酸以收之，用酸补之，辛泻之。病在肾，愈在春，春不愈，甚于长夏，长夏不死，持于秋，起于冬，禁犯焠㶼热食温炙衣；肾病者，愈在甲乙，甲乙不愈，甚于戊己，戊己不死，持于庚辛，起于壬癸；肾病者，夜半慧，四季甚，下晡静；肾欲坚，急食苦以坚之，用苦补之，咸泻之。夫邪气之客于身也，以胜相加，至其所生而愈，至其所不胜而甚，至于所生而持，自得其位而起。必先定五藏之脉，乃可言间甚之时，死生之期也。肝病者，两胁下痛引少腹，令人善怒；虚则目䀎䀎无所见，耳无所闻，善恐，如人将捕之。取其经，厥阴与少阳。气逆则头痛，耳聋不聪，颊肿，取血者。（注：五脏脉见卷一"四时脉"。仲景云：非其时色脉，皆当病。此之谓也。）心病者，胸中痛，胁支满，胁下痛，膺背肩甲间痛，两臂内痛；虚则胸腹大，胁下与腰相引而痛。取其经，少阴、太阳，舌下血者。其变病，刺郄中血者。脾病者，身重，善饥，肉痿，足不收行，善瘈，脚下痛；虚则腹满肠鸣，飧泄食不化。取其经，太阴、阳明、少阴血者。肺病者，喘咳逆气，肩背痛，汗出，尻阴股膝、髀腨胻足皆痛；虚则少气不能报息，耳聋嗌干。取其经，太阴、足太阳之外，厥阴内血者。肾病者，腹大胫肿，喘咳身重，寝汗出，憎风；虚则胸中痛，大腹、小腹痛，清厥，意不乐。取其经，少阴、太阳血者。肝色青，宜食甘，粳米、牛肉、大枣、葵皆甘；心色赤，宜食酸，小豆、犬肉、李、韭皆酸；肺色白，宜食苦，麦、羊肉、杏、薤皆苦；脾色黄，宜食咸，大豆、豕肉、栗、藿皆咸；肾色黑，宜食辛，黄玉米、鸡肉、桃、葱皆辛。辛散、酸收、甘缓、苦坚、咸软，毒药攻邪，五谷为养，五果为助，五畜为益，五菜为充，气味合而服之，以补益精气。此五者，有辛、酸、甘、苦、咸，各有所利，或散或收，或缓或急，或坚或软，四时五藏，病随五味所宜也。

三、阴阳水火气血论

唐容川曰：人之一身，不外阴阳，而阴阳二字，即是水火，水火二字，即是气血。水即化气，火即化血。何以言水即化气哉？气着于物，复还为水，是明验也。盖人身之气，生于脐下丹田气海之中，脐下者肾与膀胱，水所归宿之地也。此水不自化为气，又赖鼻间吸入天阳，从肺管引心火下入于脐之下，蒸其水，使化为气。如易之坎卦，一阳生于水中，而为生气之根。气既生，则随太阳经脉为布护于外，是为卫气，上交于肺，是为呼吸，五脏六腑息以相吹，只此一气而已。然气生于水，即能化水；水化于气，亦能病气。气之所致，水亦无不致焉。故太阳之气达于皮毛则为汗，气挟水阴而行于外者也。太阳之气上输于肺，膀胱、肾中之水阴，即随气升腾而为津液，是气载水阴而行于上者也。气化于下，则水道通而为溺，是气行水亦行也。设水停不化，外则太阳之气不达，而汗不得出，内则津液不生，痰饮交动，此病水而即病气矣。又有肺之制节不行，气不得降，因而癃闭滑数，以及肾中阳气不能镇水，为饮为泻不一而足，此病气即病水矣。总之，气与水本属一家，治气即是治水，治水即是治气。是以人参补气，以其生于北方，水中之阳，甘寒滋润，大生津液，津液充足，而肺金濡润。肺主气，其叶下垂以纳气，得人参甘寒之阴，内具阳性，为生气化水之良品，故气得所补益焉。即如小柴胡，仲景自注云"上焦得通，津液得下，胃气因和"，是通津液，即是和胃气。盖津液足，则胃上输肺，肺得润养，其叶下垂，津液又随之而下，如雨露之降，五脏戴泽，莫不顺利，而浊阴全消，亢阳不作，肺之所以制节五脏者如此。设水阴不足，津液枯竭，上则痿咳，无水以济之也；下则闭结，制节不达于下也；外则蒸热，水阴不能濡于肌肤也。凡此之证，皆以生水为治法。故清燥救肺汤生津以补肺气，猪苓汤润利以除痰气，都气丸补水以益肾气。即如发汗，所以调卫气也，而亦戒火攻以伤水阴，故用白芍之滋阴，以启汗原，用花粉之生津，以救汗液。由此观之，可知滋水即是补气。然补中益气汤、六君子汤、肾气丸是皆补气之方也，何以绝不滋水哉？盖无形之水阴生于下而济于上，所以奉养是气者也，此水则宜滋；有形之水质入于口而化于下，所以传道是气者也，此水则宜泻。若水质一停，则气便阻滞，故补中汤用陈皮、白术以制水；六君子以茯苓、半夏以利水；肾气丸亦用利水之药以佐桂枝、附子，桂枝、附子以气药化水，茯苓、泽泻即以利水之药以化气。真武汤尤以白术、茯苓利水为主，此治

152

水之邪即以治气，与滋水之阴即以补气者，固并行而不悖也。且水邪不去，则水阴亦不能生，故五苓散去水邪，而即能散津止渴，并能发汗退热，以水邪去则水阴布故也。然水阴不滋，则水邪亦不能去，故小柴胡通达津液，而即能下调水道。总见水行则气行，水止则气止，能知此者，乃可与言调气矣。何以言火即化血哉？血色，火赤之色也，火者心之所主，化生血液以濡周身。火为阳而生血之阴，即赖阴血以养火，故火不上炎，而血液下注，内藏于肝，寄居血海，由冲、任、带三脉行达周身，以温养肢体。男子则血之转输无从觇验，女子则血之转输月事时下。血下注于血海之中，心火随之下济，故血盛而火不亢烈，是以男子无病，而女子受胎也。如或血虚，则肝失所藏，木旺而愈动火，心失所养，火旺而益伤血，是血病即火病矣，治法宜大补其血，当归、地黄是也。然血由火生，补血而不清火，则火终亢而不能生血，故滋血必用清火诸药。四物汤所以用白芍，天王补心汤所以用天门冬、麦门冬，归脾汤所以用枣仁，仲景炙甘草汤所以用天门冬、麦门冬、阿胶，皆是清火之法。至于六黄汤、四生丸则又以大泻火热为主，是火化太过，反失其化，抑之即以培之，清火即是补血。又有火化不及而血不能生者，仲景炙甘草汤所以有桂枝以宣心火，人参养荣汤所以用远志、肉桂以补心火，皆是补火生血之法。其有血寒、血痹者，则用桂枝、细辛、艾叶、干姜等禀受火气之药以温达之，则知治火即是治血。血与火原一家，知此乃可言调血矣！夫水、火、气、血固是对子，然亦互相维系，故水病则累血，血病则累气。气分之水阴不足，则阳气乘阴而干血；阴分之血液不足，则津液不下而病气。故汗出过多则伤血，下后亡津液则伤血，热结膀胱则下血，是水病而累血也。吐血咳血必兼痰饮，血虚则精竭水结，痰凝不散。失血家往往水肿，瘀血化水，亦发水肿，是血病而兼水也。盖在下焦，则血海膀胱同居一地；在上焦，则肺主水道，心主血脉，又并域而居；在躯壳外，则汗出皮毛，血循经脉，亦相倚而行，一阴一阳互相维系。而况运血者即是气，守气者即是血。气为阳，气盛即为火盛；血为阴，血虚即是水虚。一而二，二而一者也。人必深明此理，而后治血理气，调阴和阳，可以左右逢源。又曰：血生于心火而下藏于肝，气生于肾水而上主于肺，其间运上下者脾也。水火二脏，皆系先天，人之初胎，以先天生后天，人之既育，以后天生先天，故水火两脏全赖于脾。食气入胃，脾经化汁，上奉心火，心火得之，变化而赤，是之谓血。故治血者，必治脾为主，仲景炙甘草汤皆是此义。以及大黄下血，亦因大黄秉土之色，而大泄地道故也；地黄生血，亦因地黄秉土之润，而大滋脾燥故也；其余参、芪运血统血，皆是补脾。可知治血者必以脾为主，乃为有要。至于治气。亦宜以脾为主。气虽生于肾中，然食气入胃，脾经化水，下输于肾，肾之阳气，乃从水中蒸腾而上。清气升而津液四布，浊气降而水道下行。水道下行者，犹地有江河，以流其恶也。津液上升者，犹土膏脉动，而雨露升也。故治气者必治脾为主，六君子汤和脾利水以调气，真武汤扶脾镇水以生气，十枣汤、陷胸汤等攻脾夺水以通气，此去水邪以补气之法也。又有水津不灌，壮火食气，则用人参滋脾以益气，花粉清脾以和气。凡治气者，亦必知以脾为主，而后有得也。李东垣治病，以气为主，故专主脾胃，然用药偏于刚燥。不知脾不制水，固宜燥，脾不升津，则宜滋，气分不可留水邪，气分亦不可无水津也。朱丹溪治病以血为主，故用药偏于寒凉。不知病在火脏宜寒凉，病在土脏宜甘缓也。经曰：心者血，肺者气，血为营，气为卫，相随上下，谓之营卫。盖人之一身经络脏腑之外，只此阴阳水火气血之循环而已矣。故必先明此论，而于调气活血、滋阴补阳之理，庶可贯彻。

卷四　伤寒六经病机证治

一、六经证治预读

仲景伤寒考　太阳为寒水之经，主一身之表。凡六淫之邪由太阳入者，仲景名曰"太阳病"。

《素问·玉机篇》云：风寒客于人，使人毫毛毕直，皮肤闭而为热。《灵枢·五变篇》云：百疾之始期也，必生于风雨寒暑，循毫毛而入腠理。《素问·皮部篇》云：百病之始生也，必先于皮毛。《灵枢·刺节篇》云：虚邪之中人也，洒淅动形，起毫毛而发腠理。须知风寒皆为外邪，先客皮毛，后入肌腠。《素问·阴阳应象大论》曰：邪风之至，疾如风雨。故善治者治皮毛，其次治肌肤，其次治筋脉，其次治六腑，其次治五脏。治五脏者，半死半生也。柯韵伯曰：外应皮毛，协营卫而主一身之表者，为太阳膀胱之气。故仲景六经立论，以太阳病开始也。陈念祖曰：太阳主人身最外一层，有经之为病，有气之为病，主乎外则脉应之而浮。何以为经？《内经》云：太阳之脉连风府，上头项，挟脊，抵腰至足，循身之背，故其为病，头项强痛。何以为气？《内经》云：太阳之上，寒气主之。其病有因风而始恶寒者，有不因风而自恶寒者。虽有微甚，而总不离乎恶寒。盖人周身八万四千毛窍，太阳卫外之气也。若病太阳之经，则背恶寒；若病太阳之气，则通体恶寒。伤寒如此，中风可知也；中风如此，他气可知也。

（一）太阳证治预读

梦觉曰：伤寒一日，巨阳受之。时值臁发栗冽，有寒有风。其中风也，经先受其风，桂枝症脉浮而缓，头痛项强而恶寒，过时即热，有汗，鼻鸣而恶风。倘消渴，小便不利，邪入膀胱府之卫分矣，五苓散主之。（注：仲景书最难读，先读此六经正面，而后再读反面，较有进步。）其中寒也，经先受其寒，麻黄症脉浮而紧，头痛呕逆而恶寒，历时方热，无汗，喘满而恶风。倘如狂而小腹急结，邪入膀胱府之营分矣，桃仁承气汤主之。大青龙汤治风寒两中经而烦躁，小青龙汤治风寒两中府之干呕。（注：六经病症及经脉每多重引者，总期于了然而已，故不厌烦复也。）

徐大椿曰：太阳病，脉浮，头项强痛而恶寒，尺寸俱浮者，太阳受病也。其脉上连风府，故头项痛，腰脊强。发热汗出，恶风脉缓者，名曰中风；恶寒体痛，呕逆，脉阴阳俱紧者，名曰伤寒。发热恶寒者，发于阳也，无热恶寒者，发于阴也。发于阳者七日愈，发于阴者六日愈。以阳数七，阴数六故也。

足太阳脉起于目内眦，从颈下后项，连风府，行身之后，终于足小趾。其外症，头疼项强，腰脊痛，骨节痛，呕逆，发热恶寒，宜发汗。但太多则亡阳，筋惕肉瞤，小便不利者，当利。自利者，不可利，利之引热入膀胱，其人如狂。不可下，下之为结胸。

（二）阳明证治预读

梦觉曰：二日阳明受之，居戊土之乡。原禀坤静，摄离火之象，反揽乾刚。脉浮而大，烦渴，目痛，鼻干不得眠者，阳明经病也；脉沉而实，潮热，谵语，腹满大便硬者，胃家府病也。经病治以白虎汤，府病治以三承气汤，其为正阳明则。然六经虽分阴阳，而宰之者阳明，为六经之所朝宗，即为六经之所归宿。三阳有类聚之条，三阴有转属之症，太阳阳明不更衣而无所苦；少阳阳明时烦躁而大便难，大实腹满。阳明杂见太阴之篇；土燥水干，阳明混入少阴之类；脉滑而厥，厥阴中亦有阳明。随经而见，妙蕴无穷。

徐大椿曰：阳明中风，口苦咽干，腹满微喘，发热恶寒，脉浮而紧（恶寒未离太阳）。阳明病，若能食，名中风；不能食，名中寒。尺寸俱长者，阳明受病也。其脉挟鼻络于目，故身热目疼，鼻干，不能卧。阳明外证，身热汗自出，不恶寒，反恶热也（邪气已离太阳，故不恶寒）。阳明脉大（以上皆阳明之经病），有太阳阳明，有正阳阳明，有少阳阳明（此三条皆传腑之证）。太阳阳明者，脾约是也；少阳阳明者，发汗利小便已，胃中燥烦实，大便难是也；阳明之为病，胃家实是也（此正阳阳明）。阳明居中主土也，万物所归，无所复传。始虽恶寒，二日自止。此为阳明病也。

足阳明脉起于鼻额，络于目，循面下人迎（颈下结喉旁一寸半），入缺盆（肩下横骨陷中），下膈属胃，行身之前，终于足之厉兑穴（足大趾次趾端，去爪如韭叶许）。故其证目痛、鼻干，不得眠，颈额痛、身热、微恶寒。有汗者，宜解肌。身热，发渴、汗出，宜清热解肌。若恶热、自汗、发渴、去衣被、发斑、发黄、发狂、大便秘、腹痛，此正阳明胃府病也，宜下之。

（三）少阳证治预读

梦觉曰：三日少阳受之，兼木火之德，司出入之门。邪犯经，胸满，胁痛而耳聋；邪犯府，口苦、呕逆而目眩。脉之大者，变而为弦；症之热者，转而似疟。居阴阳之界，通阴通阳。无汗下之方，禁汗、禁下。邪正相持，进退互倚。小柴胡汤为和解少阳之统剂，而其变则有辨焉者。呕逆而腹痛，黄连汤分理阴阳；呕吐而硬烦，大柴胡汤双清表里，医者勿借口于和为套。

徐大椿曰：少阳之为病，口苦、咽干、目眩也。尺寸俱弦者，少阳受病也。其脉循胁络于耳，故胸胁痛而耳聋。少阳中风，两耳无所闻，目赤，胸中满而烦者，不可吐下，吐下则悸而惊。伤寒脉弦细，头痛发热者，属少阳（头痛发热与太阳同，而脉之弦细独异）。三阳合病，脉浮大，上关上，但欲眠睡，目合则汗（内热已极）。伤寒六七日，无大热（外热轻则内热重），其人烦躁者，此为阳去入阴也（若热轻而不烦躁，则病欲退矣）。伤寒三日，三阳为尽，三阴当受邪，其人反能食而不呕，此为三阴不受邪也。

足少阳脉起于目锐眦，上抵头，循角络耳中，循胸胁，行身之侧，络于足。故头角痛，目眩、耳聋、胁疼、心下痞、寒热往来，呕而口苦，胆热也。只有小柴胡一汤和解，随证加减。有三禁：汗之犯太阳，下之犯阳明，利之犯少阴。脉弦数者，是本经脉。

（四）太阴证治预读

梦觉曰：四日太阴受之，阴阳变态之妙，有不见其朕兆。阳邪入阴，尺寸皆沉，腹满、吐食、自利。有腹满时痛之寒症，即有腹满实痛之热症；有得食缓吐之寒症，即有得食即吐之热症；有自利不渴当温之寒症，即有自利腐秽当下之热症。盖人之形有厚薄，气有盛衰，脏有本寒本热，每从赋禀以为转移。如必以直中为寒，传经为热，其何以解仲景寒热并论，列于四日。

徐大椿曰：太阴之为病，腹满而吐，食不下，自利益甚，时腹自痛。尺寸俱沉细者，太阴受病也。其脉布胃中，络于嗌，故腹满而嗌干。伤寒脉浮而缓，手足自温者，系在太阴。（同一太阴病，而有沉细、浮缓之殊。

160

盖沉细乃太阴病脉，浮缓乃太阴本脉也。）自利不渴者，属太阴，以其脏有寒故也，当温之，宜服四逆辈。（少阴自利而渴，热入下焦也。此自利而不渴，寒入中焦也。）

足太阴为三阴经首，其脉始于足大趾，上行至腹络于喉，连舌本，行身之前也。故腹满、自利、咽干、呕吐、腹满、邪入脾也；呕吐，脾气不和；自利，挟湿下利也；咽干，脾脉连喉也；头不疼，阴脉自颈而还也；身微热，手足温，表邪解而传入里也。身目俱黄，宜平热。腹满硬痛，渴而喉干，小便赤，大便难，虽宜下，然当分寒热施治。

（五）少阴证治预读

梦觉曰：五日少阴受之，生人之命蒂安危，系于少阴。病则脉细、欲寐、自利、发厥、口干、舌燥、渴欲引水自救。无奈水火同官，辨别最宜分晓。挟水而动，则为阴邪，挟火而动，则为阳邪。阴邪脉沉细而迟，阳邪脉沉细而数；阴邪但欲寐，身无热，阳邪虽欲寐，心多烦；阴邪下利清谷，阳邪下利清水；阴邪面赤而里寒，小便白，阳邪手足厥而里热，小便赤；阴邪口干舌燥而带和，阳邪口干舌燥而至裂；阴邪渴欲饮热水以自救，阳邪渴欲饮温水以自救。临症审视，只争毫芒。

徐大椿曰：少阴之为病，脉微细，但欲寐也（卫气行于阳则寤，行于阴则寐）。少阴病，欲吐不吐，心烦，但欲寐，五六日自利而渴者，属少阴也。尺寸俱沉者，少阴受病也。以其脉贯肾，络于肺，系舌本，故口燥、舌干而渴。

足少阴脉始于足心，上行贯脊，循喉络舌本，下注心胸，行身之后也。其病手足乍冷乍温，身不热者标病。二便不通，舌干口燥者本病。此经本热而标寒也，宜急下以存肾水。虽自利，此是饮汤水所致，不可疑为寒也。初病大热，至此变为厥冷者，是热深厥亦深也，急下之。至阴又难拘定法，因分直中者寒证，传经者热证，大抵六经中惟此难辨。有直中真阴者，有夹阴中寒者，有夹阴伤寒者，有虚阳伏阴者，有阴极发躁者，有漏底伤寒者。前二证，身不热，厥冷，全似少阴传经而冷者。后四证，身热、面赤，又全似阳，大要口燥，舌干而渴，谵语、大便实者，传经热证也。足冷呕吐，泻利不渴，或恶寒腹痛者，直中真寒证也。

（六）厥阴证治预读

梦觉曰：六日厥阴受之，传经而至厥阴，在时为丑，在岁为冬，在卦为坤，脉细、肢厥、烦渴、囊缩症则犹是也。而治法悬绝，漏尽更残，四望阴霾，而有纯寒无热之症。彼纯寒而厥，当归四逆汤，夫人而知之。热愈深厥愈深，纯热之厥甚于纯寒，脉滑而厥，非白虎不足以救水。医将何以决之？而况阴阳错杂者之眩人耳目乎！当此阴尽阳回，晦朔交卸之时，仲景立乌梅丸以安蛔，其实统阴阳而治。医而知治厥阴，医道其庶几乎！

徐大椿曰：厥阴之为病，消渴，气上撞心，心中疼热，饥而不欲食，食则吐蛔。下之，利不止。尺寸俱微缓者，厥阴受病也。以其脉循阴器，络于肝，故烦满而囊缩。厥阴中风，脉微浮为欲愈，不浮为未愈。

足厥阴脉始于足大趾，上循阴器，抵小腹，循胁，上口唇，与督脉会于巅顶，行身之侧也。其证烦满囊缩，消渴、舌卷、谵语、大便不通而头疼，手足乍冷乍温者，是阳经传来热邪，宜急下。若发热恶寒，状如疟疾，此是热邪为病，宜和解。若不呕，便清，当有大汗至而自愈。头疼者，以督脉会于巅顶故也。大抵热深厥亦深，则舌卷囊缩（肝主筋也）。阴寒冷极亦卷缩，须以口渴不渴，足冷不冷，脉沉实、沉细别之。（厥阴病，热症固多，属寒者亦复不少。）

按：六经之为病，仲景各有提纲。太阳以脉浮，头痛项强，恶寒八字为提纲；阳明病以胃家实三字为提纲；少阳以口苦、咽干、目眩六字为提纲；太阴以腹满而吐，食不下，自利益甚，时腹自痛，若下之，必胸下结硬二十三字为提纲；少阴以脉微细，但欲寐六字为提纲；厥阴以消渴，气上撞心，心中疼热，饥而不欲食，食则吐蛔，下之利不止二十四字为提纲。以提纲为主，参以论中兼见之症，无遁情矣。

又仲景六经条中，不但从脉证上认病，要人兼审及病情。太阳曰恶寒，阳明曰恶热，少阳曰喜呕，太阴曰食不下，少阴曰但欲寐，厥阴曰不欲食，凡此皆病情也。

二、太阳病脉证治法

太阳以寒水主令，外合皮毛，卫护周身，为六经之纲领，故其脉浮。一被风寒，则皮毛闭塞，此经先病。其经起于两目之内眦，自头下项，行身之背，挟脊抵腰，由外踝而走小趾。风寒外束，经脉不舒，故头项、腰脊、筋骨疼痛。其脉连于督脉之风府穴（在脑后）。其窍常开。风寒伤人，皆自风府之穴传之太阳，心司营血，行于经脉：肺司卫气，行于皮毛，而皆统于太阳。风则伤营，寒则伤卫，营卫感伤，太阳所以病也。

何谓太阳经证？《伤寒论》曰：头痛项强，发热恶寒是也。有虚邪、实邪之辨。如脉缓、自汗、恶风，为虚邪，宜桂枝汤。如八九日过经不解，如疟状，面热，身痒，以其不得小汗故也，宜桂枝麻黄各半汤。因前此未汗，不得不发其汗。因日数颇久，故小发其汗。如服桂枝汤，大汗出后，形如疟，日再发者，以余邪未尽故也，宜桂枝二麻黄一汤。大汗之后，不得再行大汗之法，而余邪未尽，不可不从汗而竭之，但药品宜轻耳。如脉浮紧，无汗，恶寒，为实邪，宜麻黄汤。如无汗烦躁者，加石膏、生姜、大枣，名大青龙汤。如干呕而咳，去杏仁，加五味子、干姜、半夏、细辛、芍药，名小青龙汤。此二汤，即麻黄汤之加减。

按：此二法，治表中之表也。

何谓太阳腑证？《伤寒论》曰：表邪不去，必入于里，膀胱为表中之里也，有蓄血、蓄水之辨。如太阳证，其人口渴，烦躁，不得眠，脉浮，小便不利，水入即吐，为膀胱蓄水证，宜五苓散。如太阳证，其人如狂，少腹硬满，小便自利，脉沉，为膀胱蓄血证（古用抵当汤、丸，今畏其峻，不敢用），宜桃仁承气汤。

按：此二法，治表中之里也。

何谓太阳变证？《伤寒论》白：汗下失宜，从阴从阳之不一也。如不应下而下之，续得下利清谷，身疼痛，宜四逆汤以救清谷之里，又以桂枝汤以救身疼痛之表。如病发热头痛，脉反沉，若不差，身体疼痛，当救其里，宜四逆汤。如大汗、大下利而厥冷者，四逆汤主之。太阳病发汗太过，遂漏不止，其人恶风，小便难，四肢微急，难以屈伸者，桂枝加附子汤主之。太阳病发汗太过，动其营血，而微邪反内伏，其人仍发热，心下悸，头眩，身𥆧动，振振欲擗地者（少阴证误用大青龙汤例），真武汤主之。

以上言汗下太过，伤正而虚其阳，阳虚则从少阴阴化之证多，以太阳少阴为表里也。

如阳盛于内，误服桂枝汤，大汗出后，大烦渴不解，脉洪大者，白虎加人参汤主之。如伤寒，若吐若下后，七八日不解，热结在里，表里俱热，时时恶风，大渴，舌上干燥而烦，欲饮水数升者，白虎加人参汤主之。伤寒不大便六七日（为里症），头痛有热（为表症）。外不解由于内不通也，下之里和而表自解矣，与承气汤。如病人烦热，汗出则解，又如疟状，日晡所发热，属阳明也。脉实者，宜下之，与大承气汤；脉虚者，宜发汗，与桂枝汤。如发汗后，恶寒者，虚故也。不恶寒但热者，实也，当和胃气，与调胃承气汤。如太阳病未解，脉阴阳俱停（停者，沉滞不起也；阴阳，尺寸也），必先振栗，汗出乃解。但阳脉微者，先汗而解；但阴脉微者，下之而解。若欲下之，宜调胃承气汤。（脉微不可汗下，此"微"字即上文"停"字也。）

以上言汗下失宜，热炽而伤其阴，阴伤则从阳明阳化之证多，以太阳阳明递相传也。

何谓发汗、利水为治太阳两大法门？《伤寒论》曰：邪伤太阳，病在寒水之经也。驱其水气以外出，则为汗，逐其水气以下出，后为黄涎蓄水，前为小便长。太阳为寒水之经，邪之初伤，必须发汗。麻黄汤发皮肤之汗，桂枝汤发经络之汗，葛根汤发肌肉之汗，小青龙汤发心下之汗，大青龙汤发其内扰胸中之阳气而为汗，此发汗五法也。若汗之而不能尽者，则为水。水在心下，干呕而咳，宜小青龙汤。发热而烦，渴欲饮水，水人即吐，名曰水逆，宜五苓散。汗后，心下痞硬，干噫食臭，胁下有水气，腹中雷鸣下利者，病势虽在腹中，而病根犹在心下，宜生姜泻心汤。此水气在上焦，在上者，汗而散之也。若妄下之后，自心下至少腹硬满而痛，不可近（水与气所结），脉迟，名大结胸，宜大陷胸汤。若项下亦强，如柔痉之状，宜大陷胸丸。程郊倩谓：病势连甚于下者，主以汤；病势连甚于上者，主以丸是也。若其结止在心下，按之始痛，脉浮滑，名小结胸，邪气在脉络，宜小陷胸汤。若无热证，名寒实结胸，宜三物白散。若心下痞硬满，引胁下痛，干呕短气，汗出不恶寒，三焦升降之气阻格难通，宜十枣汤。此水气在中焦，中满泻之于内也。若头痛项强，翕翕发热，无汗，心下满微痛，小便不利者，因膀胱之水不行，营卫不调，不能作汗，宜以桂枝去桂加茯苓白术汤主之。是水气在下焦，在下者引而竭之是也。

太阳病方：

1.**桂枝汤**　治自汗恶风，头疼体痛，脉浮缓，名曰中风。

桂枝9克　芍药9克　炙甘草6克　生姜9克　大枣4枚

上药水煎，温服，须臾啜粥，温服，取微似汗。

陈元蔚曰：桂枝辛温阳也，芍药苦平阴也。桂枝又得生姜之辛，同气相求，可恃之以调周身之阳气。芍药而得大枣、甘草之甘，苦甘合化，可恃之以滋周身之阴液。师取大补阴阳之品，养其汗源，为胜邪之本。又啜粥以助之，取水谷之津以为汗，汗后毫不受伤，所谓立身于不败之地，以图万全也（注：如外受四时不正之气，及风寒暑湿杂感，不宣麻桂者，以人参败毒散随体之虚实寒热加减可也。）

2.桂枝麻黄各半汤　治太阳病，得之八九日，如疟状，发热恶寒，热多寒少，其人不呕，清便欲自可，一日二三度发，脉微缓者，为欲愈也。脉微而恶寒者，此阴阳俱虚，不可更发汗，更吐更下也。面色反有热色者，未欲解也，以其不得小汗出，身必痒，宜此方。

桂枝3.6克　芍药2.4克　炙甘草2.4克　生姜2.4克　大枣2枚　麻黄2.4克　杏仁7枚

上药先煎麻黄，去沫后，入诸药同煎，温服。

许宏议方云：桂枝汤治表虚，麻黄汤治表实。二者均曰解表，霄壤之异也。今此二方合而用之，乃解其表不虚不实者也。

3.桂枝二麻黄一汤　服桂枝汤后，形若疟，一日再发者，宜此汤。

桂枝4克　芍药3克　炙甘草2克　生姜3克　大枣1枚　麻黄2克　杏仁16枚

上药先煎麻黄，去沫后，入诸药同煎，温服。

陈元蔚曰：服桂枝汤宜令微汗。若大汗出，脉洪大，为汗之太骤，表解而肌未解也，仍宜桂枝汤，与以啜粥法助之。若形似疟，日再发者，是肌邪、表邪俱未净，宜桂枝二以解肌邪，麻黄一以解表邪。

4.麻黄汤　治太阳病，头痛发热，身疼腰痛，骨节疼痛，恶风恶寒，无汗而喘者，此方主之。

麻黄9克　桂枝6克　杏仁24枚　炙甘草3克

上药用水二杯半，先煮麻黄至杯半，去沫，入诸药同煎至八分，温服，取微似汗，不须啜粥。

《内经》云：太阳之上，寒气主之。又云：三焦膀胱者，腠理毫毛其应，是太阳之气，主周身之表而主外也。桂枝证病在肌腠，肌腠实则肤表虚，故以自汗为提纲。无汗则表气不通，故喘。痛而曰疼，痛之甚也。此经与气并伤，视桂枝证较重，故以麻黄大开皮毛为君，以杏仁利气，甘草和中，桂枝从肌以达表，为辅佐。复取似汗而不啜粥，恐其逗留麻黄之性，发汗太过也。

5.大青龙汤　治太阳中风，脉浮紧，发热恶寒，身疼痛，不汗出而烦躁者，此方主之。

麻黄18克　桂枝6克　杏仁13枚　炙甘草6克　石膏12克　生姜9克　大枣4枚

上药先煎麻黄，去沫后，入诸药同煎，温服，取微似汗。汗多者，温粉扑之。

柯韵伯云：治症同麻黄汤，但有喘与烦躁之别。喘是寒郁其气，升降不得自如，故多用杏仁之苦以降气。烦躁是热伤其气，无津不能作汗，故特加石膏之辛寒以生液。然又恐沉寒太甚，内烦既除，外寒不解，变为寒中，协热下利，故倍麻黄以散表，又倍甘草以和中，更用生姜、大枣以调营卫，一汗而表里两解，风热是除。

按：此方不可轻用，误服大汗亡阳，以真武汤救之，温粉扑之。温粉即白术、藁本、川芎、白芷为末，米粉和扑之。

6.小青龙汤 治伤寒表不解，心下有水气，干呕，发热而渴，或咳或利，或噎或小便不利少腹满或喘者，此方主之。

麻黄6克 桂枝6克 芍药6克 炙甘草3克 干姜6克 细辛3克 五味子3克 半夏4.5克

上药先煮麻黄，去沫，后入诸药同煎，温服。

陈元蔚曰：此寒伤太阳，表不解而动其里水也。麻黄、桂枝从太阳以祛表邪，细辛入少阴而行里水，干姜散胸前之满，半夏降上逆之气，合五味子之酸、芍药之苦，取酸苦涌泄而下行。既欲下行，但仍用甘草之甘以缓之者，令药性不暴，则药力周到，能入邪气水饮互结之处而攻之。凡无形之邪气从肌表出，有形之水饮从水道出，而邪气水饮一并廓清矣。喻嘉言云：方名小青龙者，取其翻波逐浪以归江海，不欲其兴云升天，而为滛雨之意。若畏麻黄过散，减去不用，则不成其为龙，将何恃以翻波逐浪乎！

7.**五苓散**　治发汗后，烦渴欲饮水者，及水逆等症。

茯苓3克　猪苓3克　泽泻3.6克　白术3克　桂枝1.5克

上药共研末，白饮和服方6～9克，日三服，多饮暖水，汗出愈。

陈元犀曰：苓者令也。化气而通行津液，号令之主也。茯苓、猪苓、泽泻皆化气之品，有白术从脾以输转之，则气化而水行矣。然表里之邪，不能因水利而两解，故必加桂枝以解之，作散以散之，多服暖水以助之，使水精四布，上滋心肺，外达皮毛，微汗一出，而表里烦热两蠲矣。白饮和服，亦即桂枝汤啜粥之义也。

8.**桃仁承气汤**　治太阳病不解，热结膀胱，其人如狂。血自下，下者愈。其外不解者，尚未可攻，当先解外。外解已，但少腹急结者，乃可攻之，宜此方主之。

桃仁16枚　桂枝6克　大黄12克　芒硝6克　甘草6克

上药水煎，去渣滓，入芒硝，微煎，温服。

张令韶曰：太阳有气有经，其气从胸而出入，其经挟脊入循膂而内络膀胱。如病邪从胸胁而入，涉于阳明、少阳之分，则为小柴胡汤证。循背膂而入，自入于太阳之府，则为桃仁承气汤证。太阳之府曰膀胱，在小腹之间，为血海之所。膀胱有津液而无血，而与胞中之血海相连。热干之，阴不胜阳，则动胞中之血而自下，故其人如狂。然病起外邪，当先解外。必审其小腹急结，乃可攻之。急结者，其血有急欲通之象也。桃得阳春之生气，其仁微苦而涌泄，为行血之缓药。得大黄以推陈致新，得芒硝以清热消瘀，得甘草以主持于中。俾诸药遂其左宜右有之势。

按：《内经》曰：血在上善忘，血在下如狂是也。

9.**四逆汤** 治下利清谷，三阴厥逆，恶寒，脉沉而微者，此方主之。此乃温经救阳之之峻剂也。

炙甘草6克 干姜4克 生附子1枚

水煎，温服。

陈元犀曰：生附子、干姜彻上彻下，开辟群阴，迎阳归舍，交接十二经，为斩旗夺关之良将。而以甘草主之者，从容筹划，自有将将之能也。陈元蔚曰：四逆汤为入阴正药，此证用之以招纳欲散之阳。太阳用之以温经，与桂枝汤同用以救里。太阴用之以治寒湿，少阴用之以救元阳，厥阴用之以回寒厥。

10.**桂枝加附子汤** 治太阳病发汗，遂漏不止。其人恶风，小便难，四肢微急，难以屈伸者。

桂枝9克 芍药9克 炙甘草6克 生姜9克 大枣4枚 附子3克

水煎，温服。

陈元犀曰：太阳之脏，即是少阴。太阳病本宜发汗，发之太过而为漏不止，必用附子以固之。重至肢逆，必用四逆辈以救之。若恶风、小便难、四肢微急，难以屈伸者，汗出过多脱液，尚喜肾中之真阳未亡，因用附子大补少阴之气，得桂枝为太阳之专药，令阴交于阳则漏止。漏止则液不外脱，而诸证可俱除矣。

11.**真武汤**　太阳病发汗，汗出不解，其人仍发热，心下悸，头眩，身𣇄动，振振欲擗地者，此方主之。

芍药9克　茯苓9克　白术6克　附子9克　生姜9克

水煎，温服。

张令韶曰：虚者不可汗，汗后病不解而变证也。真武汤者，镇水之神也。水性动，今动极不安，故亦以此镇之。茯苓松之余气，潜伏于根，故归伏心神而止悸。附子启下焦之生阳，上循于头而止眩。芍药滋养营血，生姜宣通经脉，而目闰动自止。白术所以资中土，而灌溉四旁者也。

12.**白虎加人参汤**　治阳盛于内，误服桂枝汤，大汗出后，大烦渴不解，脉洪大者；及伤寒若吐若下后，七八日不解，热结在里，表里俱热，时时恶风，大渴，舌上干燥而烦，欲饮水数升者，此方主之。

石膏24克　知母9克　炙甘草3克　粳米12克　人参4.5克

上药用水二杯，煮米熟汤成，大约一杯，温服。

按：此仲景治阳盛于内，误服桂枝汤，大汗出，及吐下后，热结在里，大渴，舌上干燥而烦，欲饮水者。

盖大汗出，外邪已解，而汗出过多，亡阳明之津液，而化燥热之证也。胃络上通于心，故大烦。阳明为燥土，故大渴。阳明盛，故脉洪大。主以石膏之寒以清肺，知母之苦以滋水。甘草、粳米之甘，人参之补，取气寒补水以制火，味甘补土而生金（金者水之源也）。

13.调胃承气汤 发汗后恶寒者，虚故也。不恶寒但热者，实也，当和胃气，此方主之。

大黄12克 芒硝9克 炙甘草6克

上药用水二杯，先煮大黄，甘草，取一杯，去渣滓，纳芒硝，更上微火煮令沸，少少温服之。

陈元蔚曰：此治病在太阳，而得阳明之阳盛证也。经曰：热涩于内，治以咸寒；火淫于内，治以苦寒。君大黄之苦寒，臣芒硝之咸寒，更佐甘草之甘缓，硝黄留中以泄热也。少少温服，亦取缓调之意。陈元犀曰：调胃承气汤可救误服桂枝汤而遗热之证。太阳之阳盛证用之，能泄肌热以作汗；阳明证用之，能调胃气以解微结。

14.葛根汤 治太阳病，项背强几几，无汗恶风者，及太阳与阳明合病者，必自下利，此方主之。

葛根12克 麻黄9克 桂枝6克 芍药9克 甘草6克 生姜9克 大枣4枚

上药先煎葛根，去上沫，后入诸药同煎服。复取微似汗，不须啜粥。

按：经云，邪入于输，腰脊乃强。师于此方云，治项背几几。几几者，小鸟羽短，欲飞不能飞，而伸颈之象也。无汗者，是邪从肤表而入输。方中用桂枝汤全方加葛根、麻黄，为肌表两解之法。张令韶曰：太阳与阳明合病，必自下利者，太阳主开，阳明主阖，今太阳合于阳明，不从太阳之开，而从阳明之阖，病阖反开，故必自下利。下利者，气下而不上也。葛根之性延蔓上腾，气腾于上，利自止矣。

15.生姜泻心汤　治汗后心下痞硬，干噫食臭，胁下有水气，腹中雷鸣下利者，此方主之。

半夏3克　黄芩4.5克　黄连1.5克　干姜1.5克　炙甘草4.5克　人参4.5克　大枣2枚　生姜6克

上药水煎，去渣滓，再煎，温服。

陈元犀曰：太阳为寒水之经，寒水之气伤于外者，可以从汗而解之；寒水之气入于里者，不能从汗解之。汗出解后而所现之证，俱属水气用事，为本条之的证。惟心下痞硬，为诸泻心法统共之证。陈平伯云：君生姜之辛温善散者，宣泄水气。复以干姜、人参、甘草之甘温守中者，培养中州。然后以黄芩、黄连之苦寒者，涤热泄痞。名曰生姜泻心，赖以泻心下之痞，而兼擅补中散水之长也。倘无水气，必不用生姜、半夏之辛散。不涉中虚，亦无取干姜、人参、甘草之补中。要知仲景泻心汤有五，然除大黄黄连泻心汤正治之外，皆随证加减之方也。

16.大陷胸汤 治太阳病妄下之后，自心下至少腹硬满而痛不可近，脉迟者（名大结胸）。

大黄12克 芒硝6克 甘遂1.2克

上药用水一杯，先煮大黄至六分，去渣滓入芒硝，煮一二沸，纳甘遂末服。得利，勿再服。

陈元犀曰：大黄、芒硝苦寒之品，借甘遂之毒，直达胸间之饮邪，不专荡胃中之邪秽也。汤与丸分者，丸恐下之太急，故连滓和蜜服之，使留中之邪，从缓而下；用汤者，恐下之不急，取三味之过而不留，荡涤必尽也。陈师亮曰：结胸者，结于胸中而连于心下也。身之有膈，所以遮上下也。膈能拒邪，则邪但留于胸中，膈不能拒邪，则邪留于胸而及于胃。胸胃俱病，乃成结胸。如胸有邪而胃不受邪，则为胸胁满之半表半里证；如胃受邪而胸不留邪，则为胃家实之阳明病，皆非结胸也。故必详辨分明，庶无差误。

17.大陷胸丸 病发于阳而反下之，热入因作结胸。病发阴而反下之，因作痞。所以成结胸者，以下之太早故也。结胸者，项亦强，如柔痉状，下之则和，宜此方。

大黄12克 芒硝4.5克 葶苈4.5克 杏仁4.5克

上药共捣为丸，如弹子大。每用1丸，入甘遂末0.9克，白蜜半匙，水一杯，煮半杯，温服，一宿乃下。如不下，更服，以下为度。

陈元蔚曰：太阳之脉，上循头项。太阳之气，内出于胸膈，外达于皮毛。其治法，宜从汗解。今应汗而反下之，则邪气因误下而结于胸膈之间，其正气亦随邪气而内结，不能外行于经脉，以致经输不利，而头项强急，如柔痉反张之状。取大黄、芒硝苦寒以泄火热，甘遂苦辛以攻水结。其用杏仁、葶苈奈何？欲峻药不急于下行，亦欲毒药不伤其肠胃也。

18.小陷胸汤　治小结胸病，正在心下，按之则痛，脉浮滑者，此方主之。

黄连3克　半夏6克　瓜蒌9克

上药，水二杯，先煮瓜蒌至一杯。入二味，再煮至七分服。微下黄涎，止后服。

张令韶曰：气分无形之邪结于胸膈之间，以无形而化有形，故痛不可按，而为大结胸证。结于胸中脉络之间，入于无形之经络，而仍归于无形，故正在心下，按之则痛，而为小结胸证。方用黄连以解心下之热，半夏以疏脉络之结，瓜蒌藤延蔓似络，性寒凉而实下行，所以导心下脉络之结热从下而降也。若大结胸证亦用此汤，药不及病，多死。又曰：气无形者也，经有形者也。以有形之邪结于胸膈之内，故用大黄、甘遂辈，从有形之肠胃而解；结于脉络之间，又用黄连，半夏辈，从无形之气分而散。此经气互相贯通之理也。徐灵胎曰：大承气所下者燥屎，大陷胸所下者蓄水也，此所下者为黄涎。涎者，轻于蓄水而未成水者也。审证之精，用药之切如此。

19.三物白散 治寒实结胸，无热证者。

桔梗12克 巴豆3克 贝母12克

上药共为末，以白饮和服2.4克，羸者减之。病在膈上必吐，病在膈下必利。不利，进热粥一杯；利不止，进冷粥一杯。

陈元蔚曰：巴豆辛热，能散寒实而破水饮。贝母开胸结，桔梗开肺气。不作汤而作散，取散以散之之义也。进热粥者，助巴豆之热势以行之也；进冷粥者，制巴豆之热势以止之也；不用水而用粥者，借谷气以保胃之无伤也。

20.十枣汤 治心下痞硬满，引胁下痛，干呕短气，汗出不恶寒者。

芫花 甘遂 大戟各等分研末 大枣10枚

上药用水二杯，先煮大枣至七分，去渣滓，纳药末，强壮人服2.4～2.7克，羸弱人服1.5～1.8克，平旦温服。若下少，病不除，明日更服加0.9克。利后，糜粥自养。峻药不可轻用。

21.桂枝去桂加茯苓白术汤 治服桂枝汤，或下之，仍头项强痛，翕翕发热，无汗，心下满微痛，小便不利者。

芍药9克　炙甘草6克　生姜9克　大枣4枚　茯苓12克　白术9克

上药水煎，温服。小便利则愈。

陈道著曰：此治太阳里症，俾膀胱水利而表里之邪悉除。五苓散末云，多服暖水，出汗愈，意重在发汗，故用桂枝；此方末云，小便利则愈，意重在利水，故去桂枝。但既去桂枝，仍以桂枝名汤者，以头痛发热，桂枝症仍在。但不在太阳之经，而在太阳之府，因变其解肌之方而为利水之剂。水利则满减热除，而头痛项强亦愈矣。

三、阳明病脉证治法

阳明从燥金化气。其经在太阳之次，肌肉之分。起于鼻，交额，挟口环唇，行身之前，下膈挟脐，循经外，由足跗而走大趾。太阳经病不解，营卫内郁，二日必传阳明之经。阳气盛满，故脉大而身热。若府阳素实，则自经入府，表热传里。里热，则麻桂解表之法，更为承气攻里之方。仲景立阳明之篇，专为入府者设，非第二日阳明之经病也。

（注：阳明不从标本，从中见太阴之湿化。）何谓阳明经证？《伤寒论》曰：身热，目痛，鼻干，不得眠，

反恶热是也，有未罢太阳、已罢太阳之辨。若兼见头痛恶寒，是太阳证未罢。自汗脉缓，宜桂枝汤；项背几几者，桂枝加葛根汤主之。无汗脉浮，宜麻黄汤；项背几几者，葛根汤主之。若无头痛恶寒，但见壮热口渴，是已罢太阳，为阳明经之本证，宜白虎汤主之。

何谓阳明府证？曰：潮热、谵语、手足腋下濈然汗出、腹满、大便硬是也。有太阳阳明、少阳阳明、正阳阳明之辨。本太阳证，治之失法，亡其津液，致太阳之热，乘胃燥而转入阳明。其证小便数、大便硬，《伤寒论》谓之"脾约"，宜麻仁丸（以上太阳阳明）。本少阳病，治之失法，亡其津液，致少阳之邪，乘胃燥而转入阳明，为大便结燥，《伤寒论》谓为"大便难"，以蜜煎导方、猪胆汁导之（以上少阳阳明）。病人阳气素盛，或有宿食，外邪传入，遂归于胃腑，《伤寒论》谓为"胃家实"，宜以三承气汤下之（以上正阳阳明）。

按：阳明在经，未离太阳，宜汗之；既离太阳，宜清之；在腑，审其轻重下之。若在经腑之界，汗之不可，清之不可，下之不可，亦用吐法。柯韵伯云：除胃实证，其余如虚热、咽干、口干、口苦、舌苔、腹满、烦躁、不得卧，消渴而小便不利，凡在胃之外者，悉是阳明表证。仲景制汗剂，是开太阳表邪之出路；制吐剂，是引阳明表邪之出路。当以栀子豉汤吐之，使心腹之浊邪上出于口。一吐则心腹得舒，表里之烦热悉除矣。烦热既除，则胃外清，自不致胃中之实，所以为阳明解表之圣剂。

阳明病方：

1.桂枝加葛根汤　治太阳病，项背强几几，反汗出恶风者。

桂枝9克　芍药9克　炙甘草6克　生姜9克　大枣4枚　葛根12克

上药先煮葛根，去沫，后入诸药同煎，温服。复取微似汗，不须啜粥。

张令韶曰：桂枝汤解肌，加葛根以宣通经络之气。盖葛根入土最深，其藤延蔓似络，故能同桂枝直入肌络之内，而外达于肤表也。

2.葛根汤　治太阳病，项背强几几，无汗恶风者。

葛根12克　麻黄9克　桂枝9克　芍药9克　炙甘草6克　生姜9克　大枣4枚

上药先煮麻黄、葛根，去沫，入诸药煎服，不须啜粥。

陈元蔚曰：桂枝加葛根汤与此汤，俱治太阳经输之病。太阳之经输在背，经云：邪入于输，腰脊乃强。师于二方皆云：治项背几几。但前方治汗出，是从肌腠而入输，故主桂枝。此法治无汗，是从肤表而入输，故主麻黄。然邪既入输，肌腠亦病。方中取桂枝汤原方加葛根、麻黄，亦肌表两解之治。与桂枝二麻黄一汤同意，但用却不同。

3.白虎汤 治发汗后，大热不解，多汗出，不恶寒，大渴能饮水者。

石膏24克 知母9克 甘草6克 粳米12克

上药用水二杯，煮米熟汤成，大约一杯，温服。

柯韵伯曰：阳明邪伏热化，故不恶寒而恶热。热蒸外越，故热汗自出。热灼胃中，故渴欲饮水。盖阳明属胃，外主肌肉，虽有大热而未成实，终非苦寒之味所能治也。石膏辛寒，辛能解肌热，寒能胜胃火。寒性沉降，辛能走外，两擅内外之能，故以为君。知母苦润，苦以泻火，润以滋燥，故以为臣。用甘草、粳米调和于中宫，且能土中泻火，作甘稼穑。寒剂得之，缓其寒；苦药得之，化其苦，使沉降之性，皆得流连于中也。得二味为佐，遮大寒之品，无伤损脾胃之虑也。煮汤入胃，输脾归肺，大烦大渴可降矣。白虎为西方金神，所以治渴，秋金得令而炎暑自解矣。

4.麻仁丸 治太阳病治之失法，亡其津液，致太阳之热，乘胃燥而转属阳明。其证小便数，大便难，《伤寒论》谓之"脾约"。

麻仁60克 芍药15克 枳实15克 大黄30克 厚朴30克杏仁30克

上药共研细末，炼蜜为丸，如梧桐子大。饮服10丸，渐加以知为度。

陈元犀曰：脾为胃行其津液也。今胃热而津液枯，脾无所行而为穷约。故取麻仁、杏仁多脂之物以润燥；大黄、芍药苦泄之药以破结；枳实、厚朴顺气之药以行滞。以蜜为丸者，治在脾而取缓，欲脾不下泄其津液，而还于胃中，则大便滑利矣。

5.**蜜煎导方**　治阳明病，自汗出。若发汗，小便自利者，此为津液内竭，虽硬不可攻之。当须自欲大便，宜此方导而通之。及大猪胆汁，皆可为导也。

用蜜一杯，于铜器内微火煎，凝如饴状。取纸燃作挺子，以线扎之，外以蜜厚包之，如指许，长二寸，微热纳谷道中，以手急抱，欲大便时，乃去之。

6.**猪胆汁导方**　用猪胆1枚，和酢少许，以竹管灌入谷道中。如一食顷，当大便出，宿食恶物，甚效。刻下常以药枪打入，其法尤捷。

陈元蔚曰：津液内竭，便虽硬而不宜攻。取蜜之甘润，导大肠之气下行。若热结于下，取猪为水畜以制火，胆为甲木以制土。引以苦酒之酸收，先收而后放，其力始大。其宿物等有形之物一下，而无形之热亦荡涤无余矣。

7.**大承气汤**　治阳明病，潮热谵语，手足腋下濈然汗出，腹痛，大便硬。

枳实7.5克　厚朴12克　大黄6克　芒硝6克

上药用水三杯，先煮枳实、厚朴至一杯半，去渣滓，纳大黄煮取一杯，去渣滓，纳芒硝，更上微火一二沸，温服。得下，勿再服。

8.小承气汤　治阳明病，潮热，大便难，脉沉而滑，及内实腹痛者。

枳实6克　厚朴3克　大黄12克

上药用水二杯，煎八分，温服。初服当更衣，不尔者，再服，若更衣，勿服。

张令韶曰：胃与大肠、小肠交相贯通者也。胃接小肠，小肠接大肠。胃主消磨水谷，化其精微，内灌溉于脏腑，外充溢于皮毛。其糟粕下入于小肠，小肠受其糟粕，复加运化，传入于大肠，大肠方变化传导于直肠而出。故曰"小肠者，受盛之官，化物出焉""大肠者，传导之官，变化出焉"。是大承气者，所以通泄大肠，而上承热气者也。故用枳实、厚朴以去留滞，大黄以涤腐秽，芒硝上承热气。小承气者，所以通泄小肠，而上承胃气者也，故曰"微和胃气"，是承制胃府太过之气者也。不用芒硝，而亦名承气者，以此又调胃承气，乃调和胃气，而上承君火之热气者也，以未成糟粕，故无用枳实、厚朴之消留滞。此三承气之义也。承者，制也，谓制其太过之气也，故曰"亢则害，承乃制"。唐宗海曰：三承气汤，不但药力有轻重之分，而其主治亦各有部位之别。故调胃承气汤，仲景提出"心烦"二字，以见胃络通于心。而调胃承气是注意在治胃燥也，故以大黄色黄归土，气烈味苦大泻土中之热者为主。佐以芒硝，所以润燥。而合之甘草，使药力缓缓留中，以去胃热，故名调胃也。大承气汤，仲景提出"大便已硬"四字，是专指大肠而言。大肠居下，药力欲其直达，不欲其留于中宫，故不用甘草。大肠与胃同禀燥气，故同用芒硝、大黄，以润降其燥。用枳实、厚朴者，取其木气疏泄，助其速降也。若小承气则重在小肠，故仲景提出"腹大满"三字为眼目。盖小肠正当大腹之内，小肠通体接连油网。油是脾所司，膜网上连肝系，肝气下行，则疏泻脾土而膏油滑利。肝属木，故枳实、厚朴秉木气者，能疏利脾土，使油膜之气下达小肠而出也。又用大黄归于脾土者，泻膏油与肠中之实热，此小承气汤所以重在小肠也。其不用芒硝，以小肠不秉燥气，不取硝之滑润。至大承气亦用枳实、厚朴者，以肝木之气，从油膜下接大肠，《内经》所谓肝与大肠通也。三承气汤药力皆当从胃中过，从大肠而去。但其所命名，意则各有区别。

9.栀子豉汤　治发汗、吐下后，虚烦不得眠、反复颠倒，心中懊恼者。

栀子7枚　淡豆豉12克

上药，先煮栀子，后入淡豆豉，煎服。得吐，止后服。

陈道著曰：栀子苦能涌泄，寒能胜热。栀象心而入心，豆象肾而入肾。烦躁不宁，是心肾之病。故以苦寒之栀子，得豆豉之腐气作吐。凡一切烦躁、懊𢙓之结于心腹者，一吐而俱解矣。

四、少阳病脉证治法

少阳从相火化气，其经在阳明之次，筋脉之分，起目锐眦，循耳下项，自胸贯膈，由胁里出外踝，循足跗而走名趾。病则经气雍迫，不能顺降，故胸痛胁痞；相火上炎，故口苦、咽干；阳气升浮，是以目眩；浊气冲塞，是以耳聋。位在二阳之里，三阴之表。阳盛则热，阴盛则寒，故往来寒热。其视三阳之经，阳气方长，故其脉弦细。伤寒、中风，一日太阳，二日阳明，三日则传少阳。然三日少阳而不入阳明之府，太阳之藏，则无少阳诸证。六日经尽，汗出表解。不能自解则以麻黄、桂枝发之，大、小柴胡不必用也。若内传脏腑，外连少阳之经，然后显少阳诸证。其始得不必三日，其病解不必六日。大、小柴胡之证，与太阳之麻黄无关矣。

（注：少阳之上，火气治之。少阳从本。）何谓少阳经证？《伤寒论》曰：口苦、咽干、目眩是也。有虚火、实火之辨。寒热往来于外，胸胁苦满，默默不欲食，心烦喜呕，为虚火证，宜小柴胡汤；寒热往来于外，心中

痞硬，郁郁微烦，呕不止，为实火证，宜大柴胡汤。

何谓少阳腑证？曰：少阳主寒热，属于半表则为经，属于半里则为腑。其证虽无寒热往来于外，而有寒热相搏于中。有痞、痛、利、呕四证之辨。因咽而痞，不痛者，宜半夏泻心汤；胸中有热而欲呕，胃中有邪气而腹中痛者，宜黄连汤；邪已入里，则胆火下攻于脾而自利，宜黄芩汤；胆火上逆于胃而为呕，宜黄芩加半夏生姜汤。

以上四方，寒热攻补并用，仍不离少阳和解法。

少阳病方：

1.小柴胡汤　治少阳病，寒热往来，胸胁苦满，默默不欲食，心烦喜呕。

柴胡24克　黄芩9克　半夏9克　人参9克　甘草9克　生姜9克　大枣4枚

上药，用水四杯，煎二杯半，去渣滓，再煎八分，温服。

加减法：若胸中烦而不呕者，去半夏、人参，加瓜蒌；若渴者，去半夏，加人参、天花粉；若腹中痛者，去黄芩，加芍药；若胁下痞硬者，去大枣，加牡蛎；若心下悸而小便不利者，去黄芩、加茯苓；若不渴，外有微热者，去人参，加桂枝，温服取微似汗；若咳者，去人参、大枣、生姜，加五味子、干姜。

唐容川曰：《内经》云，少阳为枢，而实有枢之境地可指。又曰，十一经皆取决于少阳，亦有取决之道路可指。盖决，如决水，谓流行也，如管子决之，则行之义。盖言十二经之流行，皆取道于少阳也。少阳是三焦，古作膲，即人身之膈膜、油网，西医名为"连网"，《内经》名为"三焦"。三焦之根，发于肾系，由肾系生胁下之两大板油，中生腹内之网油，连小肠、大肠、膀胱，又上生肝膈，连胆系。由肝膈生胸前之膜膈，循胁腔内为一层白膜，上至肺系，连于心，为心包络，又上而为咽喉，此三焦之腑在内者也。从内透出筋骨之外，是生肥肉，肥肉内瘦肉外一层网膜，是纹理，为荣卫往来之道路，名曰腠理，乃三焦之表也。邪在腠理，入与阴争则寒，出与阳争则热，故往来寒热。胸胁是膈膜连接之处，邪在膈膜故胸胁苦满。少阳胆火游行三焦，内通包络，火郁不达，故默默。凡人饮水，俱从胃散入膈膜，下走连网以入膀胱。凡入食物，化为汁液，从肠胃出走网油，以达各脏。邪在膜油之中，水不下行，则不欲饮；汁不消行，则不欲食。心烦者，三焦之相火内合心包也。喜呕者，三焦为行水之府，水不下行故反呕也。或但合心火为胸中烦，而水不上逆，则不呕；或三焦之火能消水则渴，或肝膈中之气迫凑于腹内网油之中，则腹中痛；或邪结于胁下两大板油之中，则胁下痞满；或三焦中火弱水盛，水气逆于心下膈膜之间，则心下悸；或三焦之府不热，则不消渴，而邪在三焦之表，居腠理之间，则身有微热；或从膈膜中上肺，冲咽喉，为痰大犯肺，则咳。总之，是少阳三焦膜中之水火郁而为病也，统以小柴胡汤散火降水主之。各随其证之所见，而随证加减，无不确切。

2.大柴胡汤 治寒热往来，心中痞硬，郁郁微烦，呕不止。

柴胡24克 黄芩9克 半夏9克 枳实6克 芍药9克 大黄6克 生姜9克 大枣4枚

上药用水二杯，煎至一杯半，去渣滓，再煎，温服。

陈元蔚曰：凡太阳之气，逆而内干，必借少阳之枢转而外出者，仲景名为柴胡证。但小柴胡汤心烦，或胸中烦，或心下悸，重在胁下苦满。而大柴胡证不在胁下而在心下，曰心下急，郁郁微烦，曰心下痞硬，以此为别。小柴胡证曰喜呕，曰或胸中烦而不呕，而大柴胡证不独喜呕，而且呕吐，不独喜吐，而且呕不止，又以此为别。所以然者，太阳之气不从枢外出，反从枢内入，干于君主之分，视小柴胡之证颇深也。方用芍药、黄芩、枳实、大黄者，以病势内入，必取苦泄之品，以解在内之烦急也。又用柴胡、半夏以启一阴一阳之生气，生姜、大枣以宣发中焦之气。盖病势虽已内入，而病情仍欲处达，故制此方，还借少阳之枢而外出，非若承气之上承热气也。

3.半夏泻心汤 治伤寒五六日，呕而发热者，柴胡证具，而以他药下之，柴胡证仍在者，复与柴胡汤，此虽已下之，不为逆，必蒸蒸而振，却发热汗出而解。若心下满而硬痛者，此为结胸也。但满而不痛者，此为痞，宜此汤。

半夏9克 黄芩9克 黄连3克 干姜9克 甘草6克 人参9克 大枣4枚

上药水煎，去渣滓，再煎，如小柴胡法。

陈元蔚曰：师于此证，开口即言伤寒五六日，呕而发热，柴胡证俱在者。五六日乃厥阴主气之期，厥阴之上，中见少阳。太阳之气欲从少阳之枢以外出，医者以他药下之，心下满而硬痛者，为结胸。但满而不痛者为痞，痞者，否也。天气不降，地气不升之义也。黄芩、黄连大苦以降天气，生姜、大枣、人参辛甘以升地气，所以转否而为泰也。君以半夏者，因此证起于呕，取半夏之降逆止呕如神。亦即小柴胡汤去柴胡加黄连，以生姜易干姜是也。古人治病，不离其宗如此。

4.黄连汤 治伤寒胸中有热而欲呕，胃中有邪气而腹中痛者。

半夏3克 桂枝4.5克 黄连4.5克 干姜4.5克 炙甘草4.5克 人参1.5克 大枣2枚

王晋三曰：此即小柴胡汤变法，以桂枝易柴胡，以黄连易黄芩，以干姜易生姜。胸中热，呕吐，腹中痛者，全因胃中有邪气，阻遏阴阳升降之机。故用人参、大枣、干姜、半夏、甘草专和胃气，使入胃之后，听胃气之上下敷布，交通阴阳。再用桂枝宣发太阳之气，载黄连从上焦阳分泻热，不使其深入太阴，有碍虚寒腹痛。

5.黄芩汤 治太阳与少阳合病，自下利者。

黄芩6克 甘草6克 芍药6克 大枣2枚

上药水煎，温服，日二夜一。若呕者，加半夏、生姜。

张令韶曰：此治太阳与少阳合病，而下利与呕也。合者，彼此合同，非如并者之归并于此也。太阳主开，少阳主枢，太阳不得从枢以外出，而反从枢以内陷，故下利。与黄芩汤清陷里之热，而达太阳之气于外。若呕者，少阳之枢欲从太阳之开以上达也，故加半夏、生姜宣达其逆气，以助太阳之开。陈元蔚曰：仲景凡下利证，俱不用芍药。惟此方权用之，以泄陷里之热，非定法也。

五、太阴病脉证治法

太阴以湿土主令，其经起于足大趾，循内踝入腹，上膈，挟咽喉而连舌本。太阳经病不解，营卫内郁，自阳明而少阳，四日必传太阴之经。若藏阴素旺，则不拘何日，自经入脏，入藏则必须温里，解表不能愈矣，仲景立太阴以及少阴之篇，皆入脏之里病，非四五日之经病也。

（注：太阴之上，湿气治之。太阴从本。）何谓太阴之邪从阴化？《伤寒论》曰：腹满，吐食，自利不渴，手足自温，时腹自痛是也，宜理中丸主之。不愈，宜四逆辈。

何谓太阴之邪从阳化？《伤寒论》云：发汗后不解，腹痛，急下之，宜大承气汤是也。又曰：腹满时痛属太阴也，时痛者（谓腹时痛时止），桂枝加芍药汤主之。大实痛者（大便坚实而痛），桂枝加大黄汤主之。

太阴病方：

1.**理中汤、丸** 治太阴病。腹满吐食，自利不渴，手足自温，时腹自痛。

人参9克 白术9克 干姜9克 炙甘草9克

水煎，温服。

王晋三云：人参、甘草甘以和阴，白术、干姜辛以和阳，辛甘相辅以补中，则阴阳自然和顺矣。程郊倩曰：人参、白术、炙甘草所以固中州，干姜守中，必假之焰釜薪而腾阳气，是以谷入于阴，长气于阳，上输华盖，下摄州都，五脏六腑皆以受气矣，此理中之旨也。

2.**桂枝加芍药汤** 太阳病，医反下之，因而腹满时痛者，属太阴也，宜服此汤。

桂枝9克　芍药18克　炙甘草6克　大枣12枚　生姜9克

水煎，去渣滓，温服。

3.桂枝加大黄汤　有桂枝加芍药汤证，而大实痛者，宜服此汤。

桂枝9克　大黄6克　芍药18克　生姜9克　炙甘草6克　大枣12枚

水煎，去渣滓，温服。

陈修园曰：桂枝加芍药汤，倍用芍药之苦降，能令桂枝深入于至阴之分，举误陷之邪，而腹痛自止。桂枝加大黄者，以桂枝、生姜升陷，倍芍药引入太阴，鼓其陷邪，加大黄运其中枢，通地道，去实满，大枣、甘草助转枢，使其邪悉从外解、下行，各不相背。

六、少阴病脉证治法

少阴从君火化气，其经起足小趾，走足心，循内踝，贯脊，上膈入肺中，循喉咙而挟舌本。太阳经病不解，自表传里，以至阳明、少阳、太阴，五日则传少阴之经。然但传少阴之经，不入少阴之脏，此阳不衰而阴来盛者。阴盛则自经而入藏，不化气于君火，而化气于寒水。盖少阴一气，水火同宫，病则水胜而火负。故第有癸水之寒，而无丁火之热，阳亏阴旺，死灰不燃，是以脉微细而欲寐，身蜷卧而恶寒也。

（注：少阴从本从标，故或从寒化，或从热化，而施治须审也。）何谓少阴之邪从水化而为寒？《伤寒论》曰：脉沉细而微，但欲寐，背恶寒，口中和，腹痛，下利清谷，小便白是也，宜用回阳法，而回阳中首重在温剂。又有交阴阳，微发汗，共成三法。少阴病，寒邪始伤，是当无热，而反发热，为太阳之标阳外呈。脉细，为少阴之生气不升。恐阴阳内外不相接，故以熟附助太阳之标阳而内合于少阴，麻黄、细辛启少阴之水阴而外合于太阳。仲景麻黄附子细辛汤，非发汗法，乃交阴阳法。以上交阴阳法。

少阴病自始得以至于二三日，俱无里证，可知太阳之表热，非汗不解，而又恐过汗以伤肾液，另出加减法。取中焦水谷之津而为汗，则内不伤阴，邪从表解矣。仲景麻黄附子甘草汤，变交阴阳法而为微发汗法。以上微发汗法。

手足厥冷，吐利，小便复利，下利清谷，内寒外热，脉微欲绝者，宜四逆汤。里寒外热，面赤，或腹痛，或干呕，或咽痛，利止脉不出，汗出而厥，宜通脉四逆汤。少阴病不利，宜白通汤。利不止，厥逆无脉，干呕烦者，白通加猪胆汁汤主之。服药后，脉暴出者死，微续者生。汗下后不解，烦躁者，茯苓四逆汤主之。少阴病，二三日不已，至四五日腹痛，小便不利，四肢沉重、疼痛，自下利者，**此为有水气**（咳、小便利、下利、呕四症，或有或无，因症用药），宜真武汤。少阴病，得之二三日，口中和，其背恶寒者（太阳之阳虚，不与少阴之君火相合），当灸之。又身体痛（君火之气不能遍于一身），手足寒（君火之气不能充达于四肢），骨节痛（君火之神机不能游行以出入），脉沉者（君火之神机不能自下至上），一为太阳之阳虚，一为少阴之阳虚，皆以附子汤主之。少阴病吐利（神机不能交会于中土），手足厥冷（中土气虚，不能达于四肢），烦躁欲死者（少阴神机挟寒而逆于经脉，心脉不能下交于肾则烦，肾脉不能上通于心则躁），吴茱萸汤主之。以上用温剂法。

何谓少阴之邪从火化而为热？曰：脉沉细而数，但欲寐而内烦外躁，或不卧，口中热，下利清水，小便赤是也。宜用救阴法。而救阴中，又有补正、攻邪之异。少阴病，二三日，咽痛者，可与甘草汤。不差者，与桔梗汤。少阴病，咽中伤，生疮不能言语，声不出者，半夏苦酒汤主之。少阴病，咽中痛，半夏散及汤主之。少阴病，下利咽痛，胸满心烦者，猪肤汤主之。少阴病，得之二三日以上，心中烦不得卧，黄连阿胶汤主之。少阴病，下利六七日，咳而呕渴，心烦不得眠者，猪苓汤主之。少阴病，二三日至四五日，腹痛，小便不利，下利便脓血者，桃花汤主之。以上皆以补正为救阴法。

少阴病，得之二三日，口燥舌干者，急下之，宜大承气汤。柯注云：热滥于内，因而转属阳明。胃火上炎，故口燥舌干，急下之，谷气下流，津液得升矣。少阴病六七日，腹胀不大便者，急下之，宜大承气汤。柯注云：得病六七日，当解不解，津液枯涸，因而转属阳明，故腹胀不大便，宜于急下者，六七日来阴虚已极，恐土实于中，心肾不交而死也。少阴病，自利清水，色纯青，心下必痛，口干燥者，急下之，宜大承气汤。柯注云：是土燥火炎，脾气不濡，胃气反厚，水去而谷不去，故宜急下。以上皆以攻邪为救阴法。

少阴病方：

1.**麻黄附子细辛汤**　治少阴病始得之，反发热，脉沉者。

麻黄6克　附子3克　细辛6克

上药先煎麻黄，去沫，入诸药，同煎服。

陈元蔚曰：少阴病始得之，是当无热，而反发热，为太阳标阳外呈。脉沉，是少阴之生气不升。恐阴阳内外不相接，故以熟附子助太阳之标阳，而内合于少阴，麻黄、细辛启少阴之水阴而外合于太阳。须知此法非发汗法，乃交阴阳法。

2.**麻黄附子甘草汤**　治少阴病得之二三日，以此汤微发汗。以二三日无里证，故微发汗也。

麻黄6克　附子6克　炙甘草6克

水煎，温服。

陈元蔚曰：少阴病自始得，以至二三日，无下利、厥逆大寒之里证；又无心中烦，不得卧热化之里证；又无口燥咽干、自利清水、腹胀不大便，当急下之里证可知。病少阴而得太阳之表热，非汗不解。而又恐过汗以伤心肾之真液，故加甘草之补中，取中焦水谷之精而为汗，则内不伤阴，邪从汗解矣。须知此汤变交阴阳法为微发汗法。

3.通脉四逆汤　治少阴病下利清谷，里寒外热，手足厥冷，脉微欲绝，身反不恶寒，其人面赤色，或腹痛，或干呕，或咽痛，或利止脉不出者。

炙甘草6克　干姜9克　附子9克

加减法：面色赤者，加葱茎；腹中痛者，去葱，加芍药；呕者，加生姜；咽痛者，去芍药，加桔梗；利止脉不出者，去桔梗，加人参。

陈修园曰：阳气不能运行，宜四逆汤。元阳虚甚，宜附子汤。阴盛于下，格阳于上，宜白通汤。阴盛于内，格阳于外，宜通脉四逆汤。盖以生气既离，亡在顷刻，若以柔缓之甘草为君，岂能疾呼散阳而使返耶？故倍用干姜而仍不减甘草者，恐散涣之余，不能当生姜、附子之猛，还借甘草以收全功也。若面色赤者，虚阳上泛也，加葱白引阳气以下行；腹中痛者，脾络不和也，去葱加芍药以通脾络；呕者，胃气逆也，加生姜以宣逆气；咽痛者，少阴循经上逆也，去芍药之苦泄，加桔梗之开提；利止脉不出者，谷气内虚，脉无所禀而生，去桔梗加人参以生脉。

4.白通汤 治少阴病下利，脉微者。

葱白2茎 干姜9克 附子9克

上药加水二杯，煎八分，温服。

陈元犀曰：白通汤主少阴水火不交、中虚不运者也。生附子启水脏之阳上承于心，葱白引君火之气下交于肾，干姜温中土以通上下。上下交，水火济，中土和，利自止矣。

5.白通加猪胆汁汤 治少阴病利不止，厥逆无脉，干呕烦者。

葱白4茎 干姜9克 附子9克 人尿5茶匙 猪胆汁1茶匙

上药水煎，去渣滓，纳胆汁、人尿，和令相得，温服。

陈元蔚曰：白通加猪胆汁汤，张令韶之注甚妙。令韶谓脉始于足少阴肾，主于手少阴心，生于足阳明胃，诚见道之言。少阴下利脉微者，肾脏之生阳不升也，与白通汤以启下陷之阳。若利不止，厥逆无脉，干呕烦者，心无所主，胃无所生，肾无所始也。白通汤三面俱到，加胆汁、人尿调和后入，生气俱在、为效倍速。苦咸合为一家，入咽之顷，苦先入心，即随咸味而直交于肾，肾得君火之助，则生阳之气升。又有附子在下以启之，干姜从中以接之，葱白自上以通之，利止厥回，不烦不呕，脉可微续，危证必伏此大力也。若服此汤后，脉不微续而暴出，灯光之回焰，吾亦无如之何矣。

6.茯苓四逆汤　治发汗后，若下之，病仍不解，烦躁者。

茯苓18克　人参3克　炙甘草6克　干姜4.5克　附子6克

水煎，温服。

张令韶曰：少阴汗下而虚水火之气，心肾之精液虚，致病不解，阴阳水火离隔而烦躁也。烦者，阳不得遇阴；躁者，阴不得遇阳。茯苓、人参助心主以止阳烦，四逆补肾脏以定阴躁。

7.附子汤　治少阴病一二日，口中和，其背恶寒者。又治少阴病身体痛，手足寒，骨节痛，脉沉者。

人参6克　茯苓6克　白术12克　附子12克　白芍9克

上药用水二杯，煎八分，温服。

陈元蔚曰：论云，少阴病得之一二日，口中和，其背恶寒者，宜此汤。此治太阳之阳虚，不能与少阴之君火相合也。又云，少阴病，身体痛，手足寒，骨节痛，脉沉者，宜此汤。此治少阴君火内虚，神机不转也。方中君以生附子者，益下焦水中之生阳，以达于上焦之君火也。臣以白术者，以心肾借中土之气而交合也。佐以人参者，取其甘润以济生附之大辛。又佐以芍药者，取其苦降以泄生附子之大毒也。然人参、白芍皆阴分之药，虽能化生附子之暴，又恐其掣生附子之肘。当此阳气欲脱之顷，杂一点阴柔之品，便足害事。故又使以茯苓之淡渗，使人参、白芍成功之后，从小便而退于无用之地，不遗余阴之气以妨阳药也。师于此方，一以治太阳之阳虚，一以治少阴之阳虚。

8.吴茱萸汤　治少阴病吐利，手足厥冷，烦躁欲死者。

吴茱萸18克（炮）　人参9克　生姜18克　大枣6枚

水煎，温服。

陈元蔚曰：少阴之脏，皆本阳明之水谷以资生，而复交会于中土。若上吐下利，则中土太虚，中土虚则气不行于四末，故手足逆冷。中土虚不能导手少阴之气而下交则为烦，不能引足少阴之气而上交则为躁，甚则烦躁欲死。方用吴茱萸之大辛大温以救欲绝之阳，佐人参之冲和以安中气，生姜、大枣和胃以行四末。师于不治之证不忍坐视，专求阳明，是得绝处逢生之妙。所以通脉四逆汤、白通加猪胆汁汤三方鼎峙也。

9.甘草汤　治少阴病二三日，咽痛者。

甘草18克

水煎，温服。

10.桔梗汤　治少阴病二三日，咽病者，与甘草汤。

不差者，与此汤。

桔梗9克　甘草18克

水煎，温服。

陈念祖曰：少阴之脉，从心系上挟咽。二三日乃三阳主气之期，少阴君火外合三阳，上循经脉，故咽痛。甘草生用，能清上焦之火而调经脉。若不差，与桔梗汤以开提肺气，不使火气壅遏于会厌狭隘之地也。

11.半夏苦酒汤　治少阴病咽中伤，生疮不能语言，声不出者。

半夏14枚（洗，破如枣核）　鸡子1枚（去黄，内上苦酒，着鸡子壳中）

上药二味，纳半夏着苦酒中，以鸡子壳置刀环中，安火上，令三沸，去滓，少少含咽之，不差，更作三剂。

张令韶曰：此治少阴水阴之气不能上济君火也。君火在上，热伤经络，故咽中伤生疮。经曰，诸痛疮痒，皆属于心是也。在心主言，在肺主声，皆由肾间之生气所出。少阴之枢机不能环转而上达，故不能语言，声不出也。

12.半夏散及汤　治少阴病，咽中痛。（注：余每以利膈汤代此方，即荆芥、防风、甘草、桔梗、薄荷、僵蚕、牛蒡子、玄参。）

半夏　桂枝　甘草（炙）各等分

上药，共研为末，白饮和服9克，日三服。不能服散者，水煮七沸，入散9克，更煎三沸，稍冷，少少咽之。

陈元蔚曰：少阴主枢。热气不得从枢而出，逆于经脉而咽痛，为甘草汤证。寒气不得从枢而出，逆于经脉而咽中痛，为半夏散及汤证。半夏运枢，桂枝解肌，甘草缓痛，和以白饮者，即桂枝汤啜粥之义，从中以达外，俾内外之经脉通，而少阴之枢机出入矣。如咽痛不能服散，以汤少少咽之，取其轻捷，即汤亦同于散也。

13.猪肤汤 治少阴病，下利咽痛，胸满心烦者。

猪肤120克

上药用水七杯，煮至三杯，入白蜜21克，米粉12克熬香，分二三服。

陈道著曰：少阴之脉，循喉咙，挟舌本。少阴二三日咽痛，是阴火上冲，可与甘草汤，甘凉泻火以缓其热。不差者，配以桔梗兼辛以散之之义也。至下利咽痛，是肾液下泄，不能上濡于肺络，燥而咽痛者，又非为甘桔所能治，当以猪肤润肺肾，白粉、白蜜缓之于中，而上中下之燥邪解矣。

14.黄连阿胶汤 治少阴病，得之二三日以上，心中烦，不得卧。

黄连12克 阿胶9克 黄芩3克 芍药6克 鸡子黄2枚

上药用水一杯半，煎八分，去渣滓，入阿胶化尽，稍冷入鸡子黄，搅匀温服，日三服。

陈元犀曰：少阴病，"但欲寐"为提纲。此云"心中烦，不得卧"，是但欲寐之病情变而心中烦，可知水阴之气不能上交于君火也。心烦之极而为不得卧，可知君火之气不能下交于水阴也。此为少阴热化之证。方中用黄连、黄芩之苦寒以折之，芍药之苦平以降之，又以鸡子黄补离中之气，阿胶补坎中之精，俾气血有情之物，交媾其水火，斯心烦止而得卧矣，此回天手段。

15.**猪苓汤**　治少阴病，下利六七日，咳而呕渴，心烦不得眠者。

茯苓6克　猪苓6克　泽泻6克　滑石6克　阿胶6克

上药用水二杯，煎至一杯，去渣滓，入胶烊化，温服。

唐宗海曰：此证必小便不利，水不入于膜中，则膜中少阳之火上逆为咳、为呕。膜中无水，则不能化气升津，是为口渴。阴津不上交于心，则烦不得眠，皆因水不入膜，不能化津，小便不利故也。用猪苓、茯苓从脾以利水。然不引入于膜中，则脾亦无功，故先用滑石色白入肺，以导水之上源，使入膜中也。继用阿胶，秉阿井伏流之性，使其复归故道。再用泽泻生于水中者，以引气归根。水既归膜中，而二苓乃渗利之，化其质为气，以上升是为津液。津液上升，则渴、咳、呕、烦自止也。

16.桃花汤 治少阴病二三日至四五日，腹痛，小便不利，下利不止，便脓血者。

赤石脂48克（一半全用，一半筛末）干姜3克 粳米12克

上药用水四杯，煎至二杯，入赤石脂末3克，日三服。一服愈，余勿服。

张令韶曰：二三日至四五日，值太阴主气之期。而脾络不通，不能转枢，则为小便不利，小便不利则水谷不分，而为利不止，阴络伤则为脓血。石脂为山之血脉凝结而成，故治经脉之病，且色赤而性涩，故能止下利脓血。干姜、粳米温中焦以资养血脉之源，所以治之。

17.大承气汤 治阳明病，潮热谵语，手足腋下漐然汗出，腹胀，大便硬。

枳实7.5克 厚朴12克 大黄6克 芒硝6克

先煮枳实、厚朴，次煮大黄，去渣滓，纳芒硝，微煮一二沸，温服。得下，勿再服。

方解见阳明病脉证治法。

七、厥阴病脉证治法

厥阴以风木主令，其经起足大趾，循内跗，由内踝过阴器抵少腹，上胸膈布胁肋，循喉咙之后，连目系，与督脉会于巅。太阳经病不解，日传一经，以至阳明、

少阳、太阴、少阴，六日传于厥阴之经，六日经尽矣。若但传厥阴之经。不入厥阴之藏，则经尽表解，自能汗愈。缘营卫郁遏，经脉莫容，既无内陷之路，自然外发也。此虽传厥阴之经，而厥阴之厥热吐利诸证，则概不发作。其诸证发作者，是藏病而非经病也。入藏则出入莫必，吉凶难料。阴盛则内传，而传无定日；阳复则外解，而解无定期。阴盛则为死机，阳复则为生兆。厥热胜负之间，所关非小也。

（注：厥阴不从标本，从中见少阳之火化）。何谓厥阴证？《伤寒论》曰：厥阴之为病，消渴（火盛），气上撞心，心中疼热（火邪入心），饥（火能消物）而不欲食（木能克土），食则吐蛔（虫为风化，闻其食臭则上入于膈而吐），下之利不止（误下伤胃）是也。柯注云：两阴交尽曰厥阴，宜无热证。然厥阴主肝，而胆藏于内，则厥阴热证皆少阳之火内发也。要之少阳、厥阴同一相火，相火郁于内是厥阴病，相火出于表为少阳病。少阳咽干，即厥阴消渴之机；胸胁苦满，即气上冲之兆；心烦，即疼痛之初；不欲食，是饥不欲食之根；喜呕，即吐蛔之渐。故少阳不解，转属厥阴为危；厥阴病衰，转属少阳为欲愈。乌梅丸为厥阴病之总方，吐蛔、久利尤佳。如病初起，手足厥冷，脉微欲绝，宜当归四逆汤。有久寒加生姜、吴茱萸，酒水各半煎。以相火寄于肝，经虽寒而脏不寒，故先厥者后必发热，手足愈冷，肝经

愈热，故云"厥深热亦深"，生姜、附子不可妄投。如脉结（脉缓时一止曰结。《活人》云：阴胜则结）代（一脏气败，其脉动而中止，不能自还，而他脏代之）心动悸，炙甘草汤主之。按：他经亦有此证，是阳气大虚，虚极生寒，非生姜、附子、肉桂不为功。若用此药，是速其死也。惟厥阴证，肝中之相火，本少阳之生气，而少阳实出坎中之真阴，即经所谓"阳予之正，阴为之主"是也。

按：前言表证而手足厥冷，此言里证而脉结代，虽为手足厥冷，终不用生姜、附子大热之品，以厥阴之脏，相火游行于其间故也。如脉微欲绝，不可下。若脉滑而厥，是内热郁闭，所谓"厥应下之"是也。下之，是下其热，非下其实。泄利下重者，四逆散；欲饮水数升者，白虎汤，皆所以下无形之邪也。若以承气汤下之，利不止矣。如热利下重者，白头翁汤主之。下利欲饮水者，热也，白头翁汤主之。以上治热化之法。

如厥者必发热，热与厥相应，热深厥亦深，热微厥亦微，此四证，是厥阴伤寒之定局；先热后厥，厥热往来，厥多热少，热多厥少，此四证是厥阴伤寒之变局，皆因阳气多少而然。如乘脾、乘肺二证宜辨，一曰伤寒腹满（经曰："诸腹胀大，皆属于热"，此由肝火也），谵语（经云"肝气盛则多言"），寸口脉浮而紧（即弦脉），此肝乘脾也，名曰"纵"，刺期门。一曰伤寒发热，啬啬恶寒（肺为皮毛，此症因无头痛项强，知其非太阳病，为肺虚），渴欲饮水（无白虎症而欲饮，知为肺虚），腹满（无承气症而腹满，知肺虚不能通调水道），此肝乘肺也（肺金虚不能制木，肝寡于畏，侮所不胜也），名曰横，刺期门（肝有亢火，随其实而泻之）。如伤寒阳脉涩，阴脉弦，法当腹中急痛（此亦肝乘脾也），先与小建中汤（平肝以补脾），不差者（中气虚而不振，邪尚流连），与小柴胡汤（令木邪直走少阳，使其有出路，所谓阴出之阳则愈）。如伤寒厥而心下悸者，先治其水，服茯苓甘草汤。却治其厥，不尔，水渍入胃，必作利也。柯注云：此亦肝乘肺也。虽不发热恶寒，亦木实金虚，水气不利所致。上节腹满，是水在中焦，故刺期门，以泻其实。此水在上焦，故用茯苓甘草汤以发其汗。此方是化水为汗，发散内邪之剂，即厥阴治厥之剂也。

厥阴病方：

1.乌梅丸 治厥阴之为病，消渴，气上撞心，心中疼热，饥而不欲食，食则吐蛔，下之利不止。

乌梅93枚 细辛18克 干姜30克 黄连48克 当归12克 附子18克 蜀椒12克（炒） 桂枝18克 人参18克 黄柏18克

上药各研细末，以苦酒浸乌梅一宿，去核，饭上蒸之，捣成泥，和药令相得，入炼蜜共捣千余下，丸如桐子大。先饮食，白饮和服10丸。日三服，渐加至20丸。

陈元犀曰：风木为病，相火上攻，而其脏则为寒何也？曰：厥阴为三阴之尽也，周易震卦，一阳居二阴之下，为厥阴木象。病则阳逆于上，阴陷于下。饥不欲食，下之利不止，是下寒之确证也；消渴，气上撞心，心中疼热，吐蛔，是上热之确证也。方用乌梅渍以苦酒，顺曲直作酸之本性，逆者顺之，还其所固有，去其所本无治之，所以臻于上理也。桂枝、蜀椒、细辛、附子辛温之品，导逆上之火，以还震卦下一画之奇。黄连、黄柏苦寒之品，泻心胸之热，以还震卦上二画之偶。又佐以人参之甘寒，当归之苦温，干姜之辛温，三物合用，能令中焦受气而取汁。而乌梅蒸于米下，服丸送以米饮，无非补养中焦之法，所谓"厥阴不治，取之阳明者"此也。此为厥阴证之总方，吐蛔、久利尤佳。

2.当归四逆汤 治手足厥寒，脉细欲绝者。若有久寒，加吴茱萸、生姜。

当归9克 桂枝9克 芍药9克 细辛9克 炙甘草6克 大枣8枚 木通6克

水煎，温服。

陈平伯曰：仲景治四逆，每用干姜、附子，今当归四逆汤中并无温中助阳之品，即遇内有久寒之人，但加吴茱萸、生姜，不用干姜、附子何也？盖厥阴肝脏，藏营血而应肝木，胆腑内寄，风火同源。苟非寒邪内犯，一阳生气欲绝者，不得用大热大辛之品以扰动风火。不比少阴为寒水之脏，其在经之邪，可与麻辛附子合用也。是以虽有久寒，不现阴寒内犯之候者，加生姜以宣泄，不取干姜之温中；加吴茱萸苦降，不取附子之助火。分经投治，法律精严，学者所当则效也。

3.炙甘草汤　治伤寒脉结代，心动悸。

炙甘草15克　桂枝9克　生姜9克　大枣12枚　人参6克阿胶6克　麦门冬15克　麻仁15克　地黄48克

上药用水二杯，清酒一杯，煎八分，入胶烊化，温服。

陈元犀曰：此证必缘发汗过多所致。汗为心液，心液伤则血虚不能养心，故心动悸；心液伤则不能营脉，故脉结代。取地黄、阿胶等有形之品，补有形之血。

4.四逆散　治少阴病四逆，其人或咳或悸，或小便不利，或腹痛，或泄利下重者。

柴胡　芍药　枳壳　甘草各等分

上药共为细末，白饮和服3克，日三服。

加减法：咳者，加五味子、干姜；悸者加桂枝；小便不利者，加茯苓；腹中痛者，加附子；泄利下重者，先浓煎薤白汤，纳药末9克，再煎一二沸，温服。

张令韶曰：凡少阴病四逆，俱属阳气虚寒。然亦有阳气内郁，不得外达而四逆者，又宜四逆散主之。枳壳辛寒臭香，胃家之宣品也，所以宣通胃络，芍药疏泄经络之血脉，甘草调中，柴胡启达阳气而外行，阳气通而四肢温矣。若咳者，肺寒气逆也，用五味子、干姜温敛肺气。并主下利，温以散之，酸以收之也。悸者，心气虚也，加桂枝以保心气。小便不利者，水道不行也，加茯苓以行水。腹中痛者，里寒也，加附子以温寒。泄利下重者，阳气郁于下也，用薤白以通阳气。

5.**白头翁汤** 治热利下重者，又治下利欲饮水者。

白头翁6克 黄连9克 黄柏9克 秦皮9克

上药水煎，去渣滓，温服。不愈，更作二服。

陈元蔚曰：厥阴标阴病，则为寒下。厥阴中见病，则为热利。下重者，则经所谓"暴注"是也。白头翁临风偏静，特立不挠，用以为君者，欲平走窍之火，必先定摇动之风；秦皮浸水青蓝色，得厥阴风木之化，故用以为臣；以黄连、黄柏为佐使者，其性寒能除热，其味苦，苦又能坚也。总使风木遂其上行之性，则热利下重自除；风火不相煽，则热渴饮水自止。

6.**茯苓甘草汤** 伤寒厥而心下悸者，宜先治水，当服此汤。却治其厥，不尔，水渍入胃，必作利也。

茯苓6克 甘草3克 桂枝6克 生姜9克

上药用水四杯，煮取二杯，温服。

魏念廷曰：厥而心下悸者，为水气乘心，心阳失御之故。见此则治厥为缓，而治水为急何也？厥犹可从发热之多少，以审病进退之机。水则必趋于下，而力能牵阳下坠者也。法用茯苓甘草汤以治水，使水通而下利不作，此虽治末，实治本也。若不治水，则水渍入胃，随肠而下，必作下利。利作，则阳气有降无升，厥利何由而止！故治厥必先治水也。

八、伤寒六经总治论

六经既叙，统治宜明。仲景伤寒以六经为篇，明六气也。兹先言表里之义。魏念廷曰：三阳固为表，而太阳非表之表乎？少阳非表中之半表里乎？阳明非表中之里乎？三阴固为里，而太阴非里之表乎？少阴非里之半表里乎？厥阴非里中之里乎？再言经与脏腑之表里。太阳经与膀胱也，阳明经与胃腑也，少阳经与胆腑也，非表中之表里乎？太阴经与脾脏也，少阴经与肾脏也，厥阴经与肝脏也，非里中之表里乎？表里之义得，而汗下之法可明矣。在表俱可汗，是阴经可汗也；在里俱可下，是阳经可下也。请再言其升降之义。人之一身，胸膈居上。心居中之上，腹居中之下，少腹更居下。邪在上，则越之可也；邪在上之中，则泻之可也；邪在中之下，下之可也；邪在下，泄之可也。越者，升而散之也；泻者，徐而滋之也；下者，攻而除之也；泄者，就势而推之也。故除发汗、解肌治表之外，又有泻心诸方，以泻中上之邪；有承气诸方，以下中下之邪；有抵当等汤，以泄少腹在下之邪；外有和解一法，以治半表半里之邪。皆审邪之所在，顺邪之性而治之也，俱不外升降之义也。请再言寒热虚实之辨。正实则邪必虚，正虚则邪必实，其常也；正虚而邪亦虚，正实而邪亦实，其变也。治其邪实而必不妨于正，治其正虚而必无助乎邪，方为善法也。热则脉证俱热，寒则脉证俱寒，其真也；热而脉证似寒，寒而脉证似热，其假也。治其热而必兼顾其阳，治其寒而必兼顾其阴，方为妙法也。其间有寒热错杂之邪为患者，则又有寒热错杂之治。而救阴救阳之理，愈可明矣。阴盛而阳衰，必驯至有阴而无阳，此扶阳抑阴，应图之于早也；阳盛而阴衰，必渐成亢阳而亡阴，此济阴和阳，应识之于预也。阳无而阴不独存，阴亡而阳不孤立，相维则生，相离则死，此又阴阳不可偏胜之大纲也。明乎此，则伤寒六经之理已尽。而凡病俱可引申触类，其理无尽矣。此余之所以再为伸言者也。

九、仲景伤寒论可统治男妇小儿杂病说

陈芝田曰：窃观《内经》，得窥轩岐之旨，不外三才五行，生克之理。人身列为六经，六经分三阴三阳。太阳为开，阳明为阖，少阳为枢，此为三阳也；太阴为

开，少阴为枢，厥阴为阖，此为三阴也。三阳为表，三
阴为里，万病出入，不外六经。六经者，统手足而言
也。此元气营卫所体要，寒热虚实所考征。仲景先师传
述阐发，悉本《内经》，著《伤寒杂病论》，特拈六经以
审万病。六经各标提纲，令人知有所向，若指南针也。
亦并无"手足"字冠顶。自叔和删辑，以六经独为伤寒
而设，谓《伤寒论》独治伤寒一病。叔和乱之于前，诸
家仍之于后，千百年来，莫能出其窠臼。甚至仲景之
方，世不敢用，以为宜古而不宜今。各承家技，自立
新方。虽有仲景之名，而无仲景之实，将其方书湮没
于世久矣。幸柯韵伯先生出，著有《伤寒论注》《论翼》
《附翼》等书，辨其舛讹，透其元旨，可钦。句句《内
经》、字字仲景也。于有仲景之书乃显，《内经》之旨益
彰。如《五经》《四书》注解，经朱子手笔，始有定评。
朱子可为孔子之功臣，而韵伯堪称仲景之功臣，不亦
宜乎！余窃推而广之，仲景《伤寒论》无拘男女小儿杂
症，俱可统治。即以妇人小儿论之，如妇人杂病所异男
子者，惟月经、胎前、产后。夫月经有血瘀经阻者，轻
则桃仁承气汤，重则抵当汤丸可用也。有血虚经闭者，
或因阴血虚，则当归建中、猪苓汤、复脉汤可用也。或
因阳气亏，则理中汤、黄芪建中汤、吴茱萸汤、诸四逆
汤、附子汤等可用也。其胎前产后，亦不外寒者温之，
热者清之，虚者补之，实者泻之之法。经云，"妇人有

故无殒，亦无殒"也。六经诸方，俱可通用，因症加减，不必拘方。所谓遵仲景之意，不必执仲景之方是矣。至小儿惊风之妄，喻嘉言已辟之，即为伤寒刚柔痉，是小儿伤寒，即适太阳经治法可矣。又吴又可论小儿因瘟疫发搐，实非惊风，是小儿瘟疫，即遵阳明经温病治法可矣。推之乍寒乍热致搐，莫非少阳之条。上吐下泻致搐，不外太阴之例。如戴眼、昏睡、厥逆、吐利，即少阴之阳虚症也。四肢牵引，直视反张，即少阴经之阴虚症也。其中更有阴极似阳，阳邪入阴，下虚格阳，阴极烦躁，阴阳驳杂之症，俱关少阴之变候，不可不细辨也。其寒热、消渴，或不欲食而吐蛔，或吐酸水，无非厥阴之症。至于舌燥、唇干、烦渴不宁、大便不通、小便短赤，系各经转入阳明腑，胃实之热症也。若初生门病，只要辨胎火、胎寒，不外火则清之，寒则温之之法。小儿五疳，即大人五痨，虽分五脏，宜重脾肾二经。肾虚而脾未虚者，补肾为先；肾虚而脾亦虚者，补脾为急，滋肾之品且不可用，清凉之味断不可投，以脾肾二经乃一身之根本也。今儿科五疳丸、肥儿丸内，俱有胡连、芦荟、三棱、莪术，初病壮实者，尚可暂用，若脾虚者，堪受削伐乎？至小儿麻痘，更可从伤寒比例治之。喻嘉言云：能治伤寒，始能治麻痘。诚哉是言也！然则妇人、小儿可通，治男子杂病，更无疑矣。故惟仲景之方，方外有方，法外有法，合是症便用是方，方各有经，而用可不拘。只有表里、寒热、虚实之不同，并无伤寒男妇大小之各异。此余一隅之见，有知契者，谅不嗤为阿其所好云。

十、六淫所胜治法

风淫所胜，平以辛凉，佐以苦甘，以甘缓之，以酸泻之。

热淫所胜，平以咸寒，佐以苦甘，以酸收之。

湿淫所胜，平以苦热，佐以酸辛，以苦燥之，以淡泄之；湿上甚而热，治以苦温，佐以甘辛，以汗为故而止。

火淫所胜，平以酸冷，佐以苦甘，以酸收之，以苦发之，以酸复之；热淫同。

燥淫所胜，平以苦温，佐以酸辛，以苦下之。

寒淫所胜，平以辛热，佐以甘苦，以咸泻之。

十一、六淫于内治法

风淫于内，治以辛凉，佐以苦甘，以甘缓之，以辛散之。

热淫于内，治以咸寒，佐以苦甘，以酸收之，以苦发之。

湿淫于内，治以苦热，佐以酸淡，以苦燥之，以淡泄之。

火淫于内，治以咸冷，佐以苦辛，以酸收之，以苦发之。

燥淫于内，治以苦温，佐以甘辛，以苦下之。

寒淫于内，治以甘热，佐以苦辛，以咸泻之，以辛润之，以苦坚之。

十二、五方异治论

东方之域，天地之所始生也。鱼盐之地，海滨傍水，其民食鱼而嗜咸，皆安其处，美其食。鱼者，使人热中；盐者，胜血，故其民皆黑色疏理，其病皆为痈疡。其治宜砭石，故砭石者，亦从东方来。西方者，金玉之域，沙石之处，天地之所收引也。其民陵居而多风，水土刚强，其民不衣而褐荐，其民华实而脂肥，故邪不能伤其形体。其病生于内，其治宜毒药，故毒药者，亦从西方来。北方者，天地所闭藏之域也，其地高，陵居，风寒冰冽，其民乐野处而乳食。藏寒生满病，其治宜艾焫。故艾焫者，亦从北方来。南方者，天地所长养，阳之所盛处也。其地下，水土弱，雾露之所聚也。其民嗜酸而食胕，故其民皆致理而赤色，其病挛痹，其治宜微针，故九针者，亦从南方来。中央者，其地平以湿，天地所以生万物也众。其民食杂而不劳，故其病多痿厥寒热，其治宜导引按蹻，故导引按蹻者，亦从中央出也。故圣人杂合以治，各得其所宜，故治所以异，而病皆愈者，得病之情，知治之大体也。

十三、十干化五行解

黄帝问曰：五运之数，土主甲己，金主乙庚，水主丙辛，木主丁壬，火主戊癸，愿闻其所始也？岐伯曰：昭乎哉问也，臣览《太始天元册》文，丹天之气，经于牛女戊分；黅天之气，经于心尾己分；苍天之气，经于危室柳鬼；素天之气，经于亢氐昴毕；玄天之气，经于张翼娄胃。所谓戊己分者，奎壁角轸，则天地之门户也。夫候之所始，道之所生，不可不通也。此岐伯论五行之化，始于五方之天象。丹赤色，火之气也，牛女在癸度，经于牛女戊分，戊癸合而化火也；黅黄色，土之气也，心尾在甲度，经于心尾己分，甲己合而化土也；苍青色，木之气也，危室在壬度，柳鬼在丁度，丁壬合而化木也；素白色，金之气也，亢氐在乙度，昴毕在庚度，乙庚合而化金也；玄黑色，水之气也，张翼在丙度，娄胃在辛度，丙辛合而化水也。夫丹、黅、苍、素、玄，天之五气也多；（丹、黅、苍、素、玄，天之五色也；青、黄、赤、白、黑，地之五色也。在天之五色，化生地之五色。）金、木、水、火、土、地之五行也。天之十干，经于五方之分，阴阳配合而化生五气。天之五气，化生地之五行，所谓在天垂象，在地成形。五行之中有二火。在地为木，在天为风；在地为火，在天为热；在地为土，在天为湿；在地为金，在天为燥；在地为水，在天为寒；在地为火，在天为暑，是地之五行，化生天之六气，此天地之阴阳，交相生化者也。故曰：寒暑燥湿风火，天之阴阳也，三阴三阳上奉之；木火土金水，地之阴阳也，生长化收藏下应之。三阴三阳者，子午为少阴君火，丑未为太阴湿土，寅申为少阳相火，卯酉为阳明燥金，辰戌为太阳寒水，巳亥为厥阴风木，是天之十干，化生地之五行，地之十二支，上承天之六气。后人不参究上古圣经，不明天地阴阳之化运，有以逢辰则化之说者，有以制克则化之说者，其说不一。兹附图解于后（图2）。

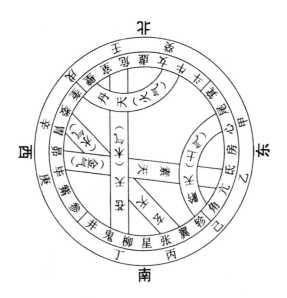

图2　十干化五行图解

图　解

丹天之火气，经于牛女壁奎四宿之上，

下临戊癸之方，此戊癸之所以为火运也；

黅天之土气，经于心尾角轸四宿之上，

下临甲己之方，此甲己之所以为土运也；

苍天之木气，经于危室柳鬼四宿之上，

下临丁壬之方，此丁壬之所以为木运也；

素天之金气，经于亢氐昂毕四宿之上，

下临乙庚之方，此乙庚之所以为金运也；

玄天之水气，经于张翼娄胃四宿之上，

下临丙辛之方，此丙辛之所以为水运也。

十四、冬伤于寒春必病温
夏伤于暑秋必痎疟

温病、疟病，皆邪伏于内，而后发者。寒乃阴邪，冬时阳气内盛，故邪伏于外，皮肤之间。冬至一阳始生，至春阳气盛长，外伏之阴邪与阳相遇，邪正相搏，寒已化热，故春发为温病也。（阴遇阳则化热，阳遇阴不随正气所化，故与阴气寒热交争。）暑乃阳邪，夏时阳气在外，里气虚寒，故邪伏于里阴募原之内。夏至一阴始生，至秋阴气盛长，内伏之阳邪与阴相遇，邪正相持，故发为往来寒热之痎疟。（痎疟，阴疟也。阴邪发阳病，阳邪发阴病，皆人气之所化。）此天地阴阳之邪随人气之外内出入者也。夫《内经》首重天地阴阳之气，寒暑往来，升降出入。人居天地气交之中，随四时之寒暑往来，而四时之风寒暑湿，又随人气之升降出入。又曰：春时阳气盛长，秋时阴气盛长，伏邪必随气而外出，岂非自然之理乎。

十五、春伤于风夏生飧泄
秋伤于湿冬生咳嗽

东方生风，春之气也，中央生湿，土之气也，主于夏秋之交，故曰"秋伤于湿"。（土主四气之七月八月，故秋伤于湿。）夫身半以上为阳，身半以下为阴。腰以上为天，腰以下为地。故阳者天气也，主外；阴者地气也，主内。故喉主天气，嗌主地气，（嗌乃胃土之门，脾脉贯胃络嗌。）阳受风气，阴受湿气。风乃阳邪，故伤于风者，上先受之。阳病者，上行极而下，故春伤于风，夏生飧泄。湿乃阴邪，故伤于湿者，下先受之。阴病者。下行极而上，故秋伤于湿，冬生咳嗽。此天地阴阳之邪随人气之上下升降者也。（夏生飧泄，是天气之下降于地也。肺主天，冬生咳嗽，是地气之上腾于天也。）又曰：因上受之邪，而生在下之病；下受之邪，而生在上之病。斯乃从上而生于下，从下而生于上者也。

十六、六气调治论

太阴之上，湿气治之，而有肺金之燥，燥湿之相济也，是以脾喜燥而肺喜润。阳明之上，燥气治之，而胃合太阴之湿，脏腑雌雄之相配也，是以阳明不从标本，从中见太阴之湿化。阴阳和平，燥湿相合，则饮食消化，津液运行，而肌肉丰厚。如阴阳不和，则能食而瘦矣。故脾胃之阴湿太过者，宜燥之温之。阳明之燥热已甚者，宜苦寒以泄之。肺而大肠病秋金之燥者，宜清凉以润之。感太阴之湿者，宜温热以燥之，此平治阴阳燥湿之道也。少阴之上，君火主之，而有肾脏之水；太阳之上，寒水主之，而有巨阳之阳。阴阳标本之相合也，是以水上火下，斯成既济之无咎。若水不上济，则上焦火盛，咽痛，口疮，而心悬如病饥。火不下交，则下焦寒，而足膝厥冷，下利清谷。故当调摄其水火之升降焉。厥阴之上，风气治之，而有包络之火；少阳之上，火气治之，而有肝木之风。盖火生于木，风自火出，风火之相生也。故火炽者，当先平其风木；风烈者，宜先熄其火炎。此阴阳五行，雌雄配合，各有平调之法焉。

十七、用针略例

孙真人曰：夫用针刺者，必明其孔穴，补虚泻实，送坚付濡，以急随缓，营卫常行，勿失其理。夫为针者，不离乎心。口如衔索，目欲内视，消息气血，不得妄行。针入一分，知天地之气；针入二分，知呼吸出入、上下水火之气；针入三分，知四时五行、五脏六腑顺逆之气。针皮毛腠理者，勿伤肌肉；针肌肉者，勿伤筋脉；针筋脉者，勿伤骨髓；针骨髓者，勿伤诸络。东方甲乙木，主人肝、胆、筋膜、魂；南方丙丁火，主人心、小肠、血脉、神；西方庚辛金，主人肺、大肠、皮毛、魄；北方壬癸水，主人肾、膀胱、骨髓、精、志；中央戊己土，主人脾胃、肌肉、意、智。针伤筋膜者，令人愕视失魂；伤血脉者，令人烦乱失神；伤皮毛者，令人上气失魄；伤骨髓者，令人呻吟失志；伤肌肉者，令人四肢不收，失智，此为五乱因针所生。若更失度者，有死之忧也。所谓针能杀生人，不能起死人，谓愚人妄针必死，不能起生人也。凡用针之法，以补泻为先。呼吸应江汉，补泻较升斗，经纬有法则，阴阳不相干。震为阳气始（火生于寅），兑为阴气终（戊为士墓），坎为太玄华（冬至之日，夜半一阳爻生），离为太阳精（为中女之象），欲补从卯南（补不足，地户至巽为地虚），欲泻从酉北（天门在乾），针入因日明（向寅至午），针出随月光（从申向子，子为月光之位），如此思五行气以调营卫，用以将息之，是曰"随身宝"。凡用锋针针者，除疾速也。先补五呼，刺入五分；留十呼，刺入一寸；留二十呼，随师而将息之。刺急者，深内而久留之；刺缓者，浅内而疾发针；刺大者，微出其血；刺滑者，疾发针，浅内而久留之；刺涩者，必得其脉，随其顺逆而久留之，疾出之，压其穴，勿出其血。诸小弱者，勿用大针。然气不足，勿取以针，宜调以甘药。余三针者，正中破痈坚，瘤结、息肉也，亦治他疾也。火针亦用锋针，以油火烧之，务在猛热，不热即于人有损也。隔日一报，三报之后，当脓水大出为佳。巨厥、太仓、上下脘，此之一行有六穴，忌火针也。大癥块当停针，转动须臾为佳。每针常须看脉，脉好乃下针，脉恶勿乱下针也。下针一宿，发热恶寒，此为中病，勿怪之。

按：古人用针，如探囊取物，凡针后必愈。若果不治之症，未有用针者也。余观察实验四十余年，凡病家在垂危之际，往往误听人言，觅人针之，而针者既非华、扁复起，又非家学渊源，所针之病，未见其效而反致死者不鲜，务望世人慎勿以针为儿戏也。

卷五　本草辑要

一、本草纲领论

　　天地所生万物，皆感五运六气之化，故不出五味、五色、五行，寒热温凉，升降浮沉之别。经云：五味阴阳之用，辛甘发散为阳，酸苦涌泄为阴；淡味渗泄为阳，咸味涌泄为阴。六者或收或散，或缓或急，或燥或润，或软或坚，随所利而行之，此物性之纲领也。五气、五味各归所喜。酸先入肝，苦先入心，甘先入脾，辛先入肺，咸先入肾。肝色青，宜食甘；心色赤，宜食酸；肺色白，宜食苦；脾色黄，宜食咸；肾色黑，宜食辛。辛散、酸收、甘缓、苦坚、咸软。毒药攻邪，五谷为养，五果为助，五畜为益，五菜为充。气味合而服之，以补益精气。四时、五脏之病，随五味所宜也。又肝苦急，急食甘以缓之，欲散，急食辛以散之，用辛补之，酸泻之；心苦缓，急食酸以收之，欲软，急食咸以软之，用咸补之，甘泻之；脾苦湿，急食苦以燥之，欲缓，急食甘以缓之，用苦泻之，甘补之；肺苦气上逆，急食苦以泄之，欲收，急食酸以收之，用酸补之，辛泻之；肾苦燥，急食辛以润之，欲坚，急食苦以坚之，用苦补之，咸泻之。又辛走气，气病无多食辛；咸走血，血病无多食咸；苦走骨，骨病无多食苦；甘走肉，肉病无多食甘；酸走筋，筋病无多食酸。此五味补泻宜忌之纲领也。夫百病之生也，不出乎表里、阴阳、寒热、虚实。虚者补之，实者泻之，寒者热之，热者寒之，坚者削之，客者除之，劳者温之，结者散之，留者攻之，燥者濡之，湿者燥之，急者缓之，散者收之，损者益之，逸者行之，盛者折之，惊者平之，高者抑之，下者举之，微者逆之，甚者从之，适事为故。逆者正治，从者反治，此治病之纲领也。万物各有自然之性，凡病自有当然之理。即物以穷其性，即病以求其理，得其性理，豁然贯通。则天地所生之万物，人生所患之百病，皆归一致矣。用之可十可百，推之可千可万，岂不绰然有余裕哉！

二、药性形名论

按：《本草纲目》金、石、草、木、禽、兽、果、谷，自神农及今，计一千八百余种，命名之义，各有思存。如黄连、白芷、青黛、玄参之类，以色而命名也；甘草、苦参、酸枣、细辛之类，以味而命名也；丁香、香薷之类，以气而命名也；桑皮、橘核、杏仁、苏子之类，以体而命名也；夏枯草、款冬花、半夏、秋葵之类，因时而命名也；防风、续断、决明子、益智仁之类，以功能而命名也；钩藤、马兜铃、狗脊、乌头之类，以形象而命名也。命名之义，不能枚举，施于治道，各有功用。如五气分走五脏，五味逆治五行，皮以治皮，节以治骨，核以治丸，子能明目，藤蔓者治筋脉，血肉者补血肉，各从其类也。如水草、石草，其性主升；枝梢、子实，其性主降；甘香之品，能横达于四旁；寒热之气，性浮沉于上下。在土之根荄，本乎上者亲上，本乎下者亲下；在外之枝干，在根者治本，在枝者行于四肢。此物性之自然也。又如夏枯之草，夏收之术，半夏之生，粰麦之成，皆得火土之气而能化土；秋英之菊，秋鸣之蝉，感令气而能制风；凌冬不凋者，得寒水之气而能清热；先春而发者，秉甲木之性而能生升，此感天地四时之气而各有制化也。甘温者补，苦寒者泻，色赤者走心，色白者走气，赤圆者象心，白瓣者象肺，黄者益脾，香圆者入胃，径直青赤者走肝，双仁圆小者补肾，以形色之相类也。阳者主上，阴者主下；阴中之阳升，阳中之阴降；轻清者主上，重浊者主下；浊中之清升，清中之浊降。凡物感阴阳之气而生，各有清浊、升降之质性者也。又如山栀，炒黑而降，黑豆，黄卷而升。红曲生血，神曲化粳，此假造酿而得化工者也。因名而取实，因象以用形，得其性之升降浮沉，气之温凉寒热，色之青黄赤白，味之甘苦酸辛，一千八百余种，大概不越乎此矣。

三、本经辑要及诸家药治要义

人参 气味甘微寒，无毒，主补五脏，安精神，定魂魄，止惊悸，除邪气，明目，开心益智，久服轻身延年。

甘草 气味甘平，无毒，主五脏六腑寒热邪气，坚筋骨，长肌肉，倍力，金疮肿，解毒，久服轻身延年。

黄芪 气味甘微温，无毒，主痈疽久败疮，排脓止痛，大风癞疾，五痔鼠瘘，补虚，小儿百病。

白术 气味苦温，无毒，主治风寒湿痹，死肌，痉，疸，止汗，除热，消食。

苍术 气味苦温，无毒，主治风寒湿痹，死肌，痉，疸，出汗，除热消食。

山药 气味甘温，无毒，主伤中，补虚，除寒热邪气，补中益气力，长肌肉，强阴。

石斛 气味甘平，无毒，主伤中，除痹，下气，补五脏，虚劳羸瘦，强阴益精。久服厚肠胃。

酸枣仁 气味酸平，无毒，主治心腹寒热邪气结聚，四肢酸痛，湿痹。久服安五脏。

大枣 气味甘平，无毒，主心腹邪气，安中养脾气，平胃气，通九窍，安十二经，补少气少津液，身中不足，大惊，四肢重，和百药。

芡实 气味甘涩平，无毒，主湿痹，腰脊膝痛，补中，除暴疾，益精气，强志，令耳目聪明。

莲子 气味甘平，无毒，主补中养神，益气力，除百病。

薏苡仁 气味甘微寒，无毒，主筋急拘挛，不可屈伸，风湿痹，下气。

火麻仁 气味甘平，无毒，主补中益气，久服肥健。

芝麻子 气味甘平，无毒，主治伤中虚羸，补五内，益气力，长肌肉，填髓脑。

地黄 气味甘寒，无毒，主伤中，逐血痹，填骨髓，长肌肉，作汤除寒热积聚，除痹，疗折跌绝筋。

麦门冬 气味甘平，无毒，主心腹结气，伤中伤饱，胃络脉绝，羸瘦短气。

天门冬 气味苦平，无毒，主诸暴风湿偏痹，强骨髓，杀三虫，去伏尸。

牛膝 气味苦酸平，无毒，主寒湿痿痹，四肢拘挛，膝痛不可屈伸，逐血气，伤热火烂，堕胎。

杜仲 气味辛平，无毒，主腰脊痛，补中，益精气，坚筋骨，强志，除阴下痒湿，小便余沥。

枸杞子　气味甘平，无毒，主五内邪气，热中消渴，周痹风湿，久服坚筋骨。

地骨皮　气味苦寒，主去骨热，消渴。

肉苁蓉　气味甘微温，无毒，主五劳七伤，补中，除茎中寒热痛，养五脏，益精气，多子，妇人癥瘕。

巴戟天　气味辛甘微温，无毒，主大风邪气，阳痿不起，强筋骨，安五脏，补中，增志，益气。

五味子　气味酸温，无毒，主益气，咳逆上气，劳伤羸瘦，补不足，强阴，益男子精。

覆盆子　气味酸平，无毒，主安五脏，益精气，长阴，令人坚，强志倍力，有子。

菟丝子　气味辛甘平，无毒，主续绝伤，补不足，益气力，肥健人。久服明目。

沙参　气味苦微寒，无毒，主血结，惊风，除寒热，补中益肺气。

泽泻　气味甘寒，无毒，主风寒湿痹，乳难，消水，养五脏，益气力，肥健。

菖蒲　气味辛温，无毒，主治风寒湿痹，咳逆上气，开心孔，补五脏，通九窍，明耳目，出音声，主耳聋，痈疮，温肠胃，止小便利，久服轻身，不忘，不惑，延年。

远志　气味苦温，无毒，主咳逆伤中，补不足，除邪气，利九窍，益智慧，耳目聪明，不忘，强志倍力。

细辛　气味辛温，无毒，主咳逆上气，头痛脑动，百节拘挛，风湿痹痛，死肌。

柴胡　气味苦平，无毒，主心腹肠胃中结气，饮食积聚，寒热邪气，推陈致新。

升麻　气味甘苦平，微寒，无毒，主解百毒，辟瘟疫瘴气，邪气蛊毒，入口皆吐出，中恶腹痛，时气毒疠，头痛寒热，风肿诸毒，喉痛口疮。

肉桂　气味辛温，无毒，主上气咳逆，结气，喉痹吐吸，利关节，补中益气。

羌活　气味苦辛温，无毒，主风寒所击，金疮，止痛，奔豚，痫痉，女子疝瘕。

防风　气味甘温，无毒，主大风，头眩痛，恶风，风邪，目盲无所见，风行周身骨节疼痛，烦满。

橘皮　气味苦辛温，无毒，主治胸中瘕热逆气，利水谷。

青皮　气味苦辛温，无毒，主治气滞下食，破积结及膈气。

橘核　气味苦平，无毒，主治肾疰腰痛，膀胱气痛，肾冷。

木香　气味辛温，无毒，主治邪气，辟毒疫瘟，强志，主淋露。

桑白皮　气味甘寒，无毒，主治伤中，五劳六极羸瘦，崩中，绝脉，补虚益气。

桑枝　气味苦平，无毒，主治偏体风痒干燥，脚气，风气，四肢拘挛，上气，眼晕，肺气咳逆，消食，利小便。

茯苓　气味甘平，无毒，主治胸胁逆气，忧恚惊邪，恐悸，心下结痛，寒热烦满，咳逆，口焦舌干，利小便。

茯神　气味甘平，无毒，疗风眩风虚，五劳口干，止惊悸，多恚怒，善忘，开心益智，安魂魄，养精神。

蔓荆子　气味苦微寒，无毒，主筋骨间寒热，湿痹拘挛，明目坚齿，利九窍，去白虫。

黄连　气味苦寒，无毒，主治热气目痛，眦伤泣出，明目，肠澼，腹痛下利，妇人阴中肿痛。

蒲黄　气味甘平，无毒，主心腹膀胱寒热，利小便，止血，消瘀血。

菊花　气味苦平，无毒，主诸风，头眩肿痛，目欲脱，泪出，皮肤死肌，恶风湿痹益血气。

茵陈　气味苦平微寒，无毒，主治风湿，寒热邪气，热结黄疸。

车前仁　气味甘寒，无毒，主气癃，止痛，利水道小便，除湿痹。

朱砂　气味甘微寒，无毒，主身体五脏百病，养精神，安魂魄，益气明目。

赤石脂　气味甘平，无毒，主治黄疸，泄痢肠澼脓血，阴蚀，下血赤白，邪气痈肿、疽、痔、恶疮，头疡疥瘙。

滑石　气味甘寒，无毒，主身热泄澼，女子乳难，癃闭，利小便，荡胃中积聚寒热。

火硝　气味苦寒，无毒，主治五脏积热，胃胀闭，涤去蓄结饮食，推陈致新，除邪气。

芒硝　气味苦寒，无毒，除寒热邪气，逐六腑积聚、结固留癖，能化七十二种石。

龙骨　气味甘平，无毒，主咳逆，泄痢脓血，女子漏下，癥瘕坚结，小儿热气惊痫。

牛黄　气味苦平，有小毒，主治惊痫寒热，热盛狂痉。

阿胶　气味甘平，无毒，主治心腹内崩劳极，洒洒如疟状，腰腹痛，四肢痠疼，女子下血，安胎。久服轻身益气。

麝香　气味辛温，无毒，主辟恶气，去三虫，蛊毒，温疟，惊痫。

龟板　气味甘平，无毒，主治漏下赤白，破癥瘕，痎疟，五痔，阴蚀，湿痹，四肢重弱，小儿囟不合。

牡蛎　气味咸平微寒，无毒，主治伤寒寒热，温疟洒洒，惊恚怒气，除拘缓，鼠瘘，女子带下赤白，久服强骨节。

蜂蜜　气味甘平，无毒，安五脏诸不足，益气补中，止痛解毒，除众病，和百药。久服强志轻身。

玄参 气味苦微寒，无毒，主治腹中寒热积聚，女子产乳余疾，补肾气，令人明目。

丹参 气味苦微寒，无毒，主心腹邪气，肠鸣幽幽如走水，寒热积聚，破癥除瘕，止烦满，益气。

白前根 气味甘微温，无毒，主治胸胁逆气，咳嗽上气，呼吸欲绝。

当归 气味苦温，无毒，主咳逆上气，温疟寒热洗洗在皮肤中，妇人漏下绝子，诸恶疮疡，金疮，煮汁饮之。

芍药 气味苦平，无毒，主治邪气腹痛，除血痹，破坚积，寒热，疝瘕，止痛，利小便，益气。

川芎 气味辛温，无毒，主治中风入脑，头痛，寒痹筋挛，缓急，金疮，妇人血闭无子。

牡丹皮 气味辛寒，无毒，主治寒热，中风瘛疭，惊痫邪气，除癥坚、瘀血留舍肠胃，安五脏，疗痈疮。

秦艽 气味苦平，无毒，主寒热邪气，寒湿风痹，肢节痛，下水利小便。

防己 气味辛平，无毒，主治风寒湿疟热气，诸痫，除邪利大小便。

木通 气味辛平，无毒，主除脾胃寒热，通利九窍血脉关节，令人不忘，去恶虫。

葛根 气味甘辛平，无毒，主治消渴，身大热，呕吐，诸痹，起阴气，解诸毒。

麻黄　气味苦温，无毒，主治中风伤寒，头痛，温疟，发表出汗，去邪热气，止咳逆上气，除寒热，破癥坚积聚。

白芷　气味辛温，无毒，主治女人漏下赤白，血闭阴肿；寒热头风，侵目泪出；长肌肤，润泽颜色，可作面脂。

荆芥　气味辛温，无毒，主治寒热，鼠瘘、瘰疬、生疮，破结聚气，下瘀血，除湿痹。

贝母　气味辛平，无毒，主治伤寒烦热，淋沥邪气，疝瘕，喉痹，乳难，金疮，风痉。

紫菀　气味苦温，无毒，主治咳逆上气，胸中寒热结气，去蛊毒，痿蹶，安五脏。

知母　气味苦寒，无毒，主治消渴热中，除邪气，肢体浮肿，下水，补不足，益气。

天花粉　气味苦寒，无毒，消渴，身热、烦满大热皆治之。并能补虚安中，续绝伤。

瞿麦　气味苦寒，无毒，主治关格，诸癃结，小便不通，出刺，治痈肿，明目去翳，破胎堕子，下闭血。

青蒿　气味苦寒，无毒，主治疥瘙痂痒、恶疮，杀虱，治留热在骨节间，明目。

海藻　气味苦咸寒，无毒，主治瘿瘤结气，散颈下硬核痛，痈肿癥瘕坚气，腹中上下雷鸣，治十二经水肿。

萆薢 气味苦平，无毒，主治腰脊痛，强骨节，风寒湿痹，恶疮不瘳，热气。

薤白 气味辛苦温，无毒，主治金疮疮败。

龙胆草 气味苦涩大寒，无毒，主治骨间寒热，惊痫邪气，续绝伤，定五脏，杀蛊毒。

黄芩 气味苦寒，无毒，主治诸热，黄疸，肠澼泄痢，逐水，下血闭，恶疮疽蚀，火疡。

百合 气味甘平，无毒，主治邪气腹胀，心痛，利大小便，补中益气。

干姜 气味辛温，无毒，主治胸满，咳逆上气，温中止血，出汗，逐风湿痹，肠澼下痢，生者尤良，久服去臭气，通神明。

白薇 气味苦咸平，无毒，主治暴中风，身热肢满，忽忽不知人，狂惑邪气，寒热酸疼，温疟洗洗，发作有时。

厚朴 气味苦温，无毒，主治中风伤寒，头痛寒热，惊悸，气血痹，死肌，去三虫。

黄柏 气味苦寒，无毒，主治五脏肠胃中结气热，黄疸，肠痔，止泄痢，女子漏下赤白，阴阳蚀疮。

栀子 气味苦寒，无毒，主治五内邪气，胃中热气，面赤，酒泡皶鼻，白癞赤癞，疮疡。

杏仁 气味甘苦温，冷利有小毒，主治咳逆上气，雷鸣，喉痹，下气，产乳，金疮，寒心，奔豚。

桃仁　气味苦甘平，无毒，主治瘀血，血闭瘕，邪气，杀小虫。

乌梅　气味酸温平涩，无毒，主下气，除热烦满，安心。止肢体痛，偏枯不仁，死肌，去青黑痣，蚀恶肉。

枳实　气味苦寒，无毒，主治大风在皮肤中，如麻豆苦痒，除寒热结，止痢，长肌肉，利五脏。

枳壳　气味酸苦微寒，无毒，主治风痒麻痹，通利关节，劳气咳嗽，背膊闷倦，散留结，胸膈痰滞，逐水，消胀满，大肠风，安胃，止风痛。

山茱萸　气味酸平，无毒，主治心下邪气寒热，温中，逐寒湿痹，去三虫。

吴茱萸　气味辛温，有小毒，主治温中下气，止痛，除湿，血痹，逐风邪，开腠理，咳逆，寒热。

猪苓　气味甘平，无毒，主治痎疟，解毒，利水道。

皂荚　气味辛咸温，有小毒，主治风痹死肌；邪气头风，泪出；下水，利九窍。

秦皮　气味苦微寒，无毒，主治风寒湿痹，洗洗寒气，除热，目中青翳白膜。

竹叶　气味苦寒，无毒，主治咳逆上气，溢筋急，消恶疡，杀小虫。

竹沥　气味甘大寒，无毒，主治暴中风，风痹，胸中大热，止烦闷，消渴，劳复。

竹茹 气味甘微寒，无毒，主治呕哕，温气寒热，吐血，崩中。

石膏 气味辛微寒，无毒，主治中风寒热，心下气逆，惊，喘，口干舌焦，不能息，腹中坚痛，除邪鬼，产乳，金疮。

磁石 气味辛寒，无毒，主治周痹风湿，肢节中痛，不可持物，洗洗酸消，除大热烦满及耳聋。

硫黄 气味酸温，有毒，主治妇人阴蚀，疽，痔，恶血，坚筋骨，除头秃，能化金银铜铁奇物。

犀角 气味苦酸咸寒，无毒，主治百毒，蛊疰，邪鬼瘴气，杀钩吻、鸩羽、蛇毒。

羚羊角 气味咸寒，无毒，主明目，益气起阴，主恶血注下，安心气。

鳖甲 气味咸平，无毒，主治心腹癥瘕坚积，寒热，去痞疾息肉，阴蚀痔核，恶肉。

附子 气味辛温，有大毒，主治风寒咳逆，邪气寒热，痿躄拘挛，膝痛不能行步，破癥坚积聚，血瘕，金疮。

大黄 气味苦寒，无毒，主下瘀血，血闭，寒热，破癥瘕积聚，留饮宿食，荡涤肠胃，推陈致新，通利水谷，调中化食，安和五脏。

半夏 气味辛平，有毒，主治伤寒寒热，心下坚，胸胀咳逆。头眩，咽喉肿痛，肠鸣，下气，止汗。

桔梗 气味辛微温，有小毒，主治胸胁痛如刀刺，腹满肠鸣幽幽，惊恐悸气。

白头翁 气味苦温，无毒，主治温疟，狂狊寒热，癥瘕积聚，瘿气，逐血，止腹痛，疗金疮。

甘遂 气味苦寒，有毒，主治大腹疝瘕，腹满，面目浮肿，留饮宿食，破癥坚积聚，利水谷道。

大戟 气味苦寒，有小毒，主治蛊毒十二水，腹满急痛，积聚，中风皮肤疼痛，吐逆。

常山 气味苦寒，有毒，主治伤寒寒热，热发温疟，胸中痰结吐逆。

葶苈子 气味辛寒，无毒，主治癥瘕积聚，结气，饮食寒热，破坚逐邪，通利水道。

芫花 气味辛温，有小毒，主治咳逆上气，喉鸣喘，咽肿短气，蛊毒，疝瘕，痈肿，杀虫鱼。

商陆根 气味辛平，有毒，主治水胀，疝瘕，痹，熨除痈肿。

狼毒 气味辛平，有大毒，主治咳逆上气，破积聚，饮食寒热，水气，恶疮，鼠瘘，疽蚀，杀飞鸟走兽。

白蒺藜 气味苦温，无毒，主治恶血，破癥瘕积聚，喉痹，乳难。

决明子 气味咸平，无毒，主治青盲目淫，肤赤白膜，眼赤泪出。

蝉蜕　气味咸甘寒，无毒，主治小儿惊痫，妇人生子不下。烧灰水服治久痢。

巴豆　气味辛温，有毒，主治伤寒、温疟寒热，破癥瘕结聚坚积，留饮痰澼，大腹胀，荡涤五脏六腑，开通闭塞，利水谷道，去恶肉，除虫疰邪物，杀虫鱼。

生姜　气味辛微温，无毒，主伤寒头痛鼻塞，咳逆上气。

葱白　气味辛平，无毒，作汤治伤寒寒热，中风面目浮肿，能出汗。

白豆蔻　气味辛温，无毒，主积冷气，止吐逆反胃，消谷下气。

肉豆蔻　气味辛温，无毒，主温中消食，止泄，治精冷，心腹胀痛，霍乱中恶。

补骨脂　气味辛温，无毒，主五劳七伤，虚冷，骨髓伤败，肾冷精流及妇人血气堕胎。

延胡索　气味辛温，无毒，主破血，妇人月经不调，腹中结块，崩中淋露，产后诸血症，血晕，暴血冲上，因损下血，煮酒或酒磨服。

砂仁　气味辛涩温，无毒，主虚劳冷泻，宿食不消，赤白泄痢，腹中虚痛，下气。

郁金　气味苦寒，无毒，主血积，下气，生肌，止血，破恶血，血淋，尿血，金疮。

神曲　气味辛甘温，无毒，主化水谷宿食，癥瘕积聚，健脾暖胃。

藿香 气味辛甘温，无毒，主风水毒肿，去恶气，止霍乱，心腹痛。

红花 气味辛温，无毒，主产后血晕，口噤，腹内恶血不尽，绞痛，胎死腹中。并酒煮服，亦主蛊毒。

香附 气味甘微寒，无毒，除胸中热，充皮毛，解肝郁。

丁香 气味辛温，无毒，主温脾胃，止霍乱，壅胀，风毒，诸种齿疳。

蜀椒 气味辛温，有毒，主邪气咳逆，温中，逐骨节皮肤死肌，寒热痹痛，下气。

乌药 气味辛温，无毒，主中恶心腹痛，蛊毒，宿食不消，天行疫瘴，膀胱、肾间冷气攻冲背膂，妇人血气，小儿腹中诸虫。

沉香 气味辛微温，无毒，疗风水毒肿，去恶风。色黑入肾。治心气痛。

木瓜 气味酸温，无毒，主湿痹脚气，霍乱大吐下，转筋不止。

枇杷叶 气味苦平，无毒，主卒哕不止，下气。

龙眼肉 气味甘平，无毒，主五脏邪气，安志，厌食，除蛊毒，去三虫。久服强身，聪明。

山楂 气味酸冷，无毒，煮汁服止水痢，沐头洗身治疮痒。

淡豆豉 气味苦寒，无毒，主伤寒头痛寒热，瘴气恶毒，烦躁满闷，虚劳喘急，两脚疼冷。

饴糖 气味甘大温，无毒，主补虚乏，止渴，去血。

薄荷 气味辛温，无毒，主贼风，发汗，恶气心腹胀满，霍乱，宿食不消，下气，煮汗服，亦堪生食。

五灵脂 气味甘温，无毒，主疗心腹冷气，小儿五疳，辟疫，治肠风，通利血脉，女子月闭。

小茴香 气味辛温，无毒，主小儿气胀，霍乱呕逆，腹冷不下食，两胁痃满。

槟榔 气味苦辛涩温，无毒，主消谷，逐水，除痰癖，杀三虫，伏尸，疗寸白。

童便 气味咸寒，无毒，主疗寒热头痛，温气。童男者尤良。

胡芦巴 气味苦大温，无毒，主治冷气疝瘕，寒湿脚气，益右肾，暖丹田。

木贼 气味甘微温，无毒，主治目疾，退翳膜，消积块，益肝胆，疗肠风，止痢，及妇人月水不断，崩中赤白。

青黛 气味咸寒，无毒，主解诸药毒，小儿诸热惊痫，发热，天行头痛寒热，并水研服之。亦磨敷热疮恶肿，金疮下血，蛇、犬等毒。

射干 气味苦平，有毒，主治咳逆上气，喉痹咽痛，散结气，腹中邪逆，食饮大热。

百部　气味甘微温，无毒，主治咳逆上气，火炙酒渍饮之。

通草　气味甘淡寒，无毒，主治利阴窍，治五淋，除水肿癃闭，泻肺，解诸毒，蛊痛，明目退热，下乳汁。

胡黄连　气味苦平，无毒，主治补肝胆，明目，治骨蒸劳热，三消，五心烦热，妇人胎蒸、虚惊，冷热泄痢，五痔；厚肠胃，益颜色。

独活　气味苦甘平，无毒，主治诸中风湿冷，奔喘逆气，皮肤苦痒，手足挛痛，劳损风毒，齿痛。

草果　气味辛温涩，无毒，主治温中，心腹痛，呕吐，去口臭气。

益智仁　气味辛温，无毒，主治遗精虚漏，小便余沥，益气安神，补不足，利三焦，调诸气。夜多小便者，取14枚，碎入盐同煎服。

莪术　气味苦辛温，无毒，主治心腹痛，中恶痊忤，霍乱冷气，吐酸水，解毒，食饮不消，酒研服之。又疗妇人血气结积丈夫奔豚。

三棱　气味苦平，无毒，主治老癖，癥瘕结块积聚，产后恶血，血结，通月水，堕胎，止痛，利气。

礞石　气味甘咸平，无毒，主治食积不消，留滞脏腑，癥块久不瘥，小儿食积羸瘦，妇人积年食癥。

寒水石　气味辛寒，无毒，主治身热，腹中积聚，邪气，皮中如火烧，烦满。水饮之。

三七 气味甘微苦温，无毒，主止血，散血、定痛，治金刃箭伤，跌扑杖疮，血出不止者。嚼烂涂，或为末掺之，其血即止，亦主吐血、衄血、下血、血痢、崩中经水不止，产后恶血不下、血晕血痛、赤目、痈肿、虎咬蛇伤。

粳米 气味甘苦平，无毒，主治益气，止烦，止渴、止泄。

苦酒 气味酸苦温，无毒，主治消痈肿，散水气，杀邪毒。

清酒 气味苦甘辛大热，有毒，主行药势，杀百邪恶毒气。

山楂 气味酸冷，无毒，主化食磨积，治癫疝。

荔枝核 气味甘温涩，无毒，主治心腹及小肠气痛。煨研存性，新酒调服。

檀香 气味辛温，无毒，主治消风，热肿毒。

芦荟 气味苦寒，无毒，主治热风烦闷，胸膈间热气，明目，镇心，小儿癫痫，惊风，疗五疳，杀三虫，及痔病疮瘘，解巴豆毒。

楮实 气味甘寒，无毒，主治阴痿水肿，益气，充肌，明目。

密蒙花 气味甘平微寒，无毒，主治青盲，肤翳，赤涩，多眵泪，消目中赤脉，小儿麸豆及疳气攻眼。

猪肤 气味甘寒，无毒，主治下痢，咽痛。

獭肝 气味甘温，主治蛊毒，止久嗽，除鱼鲠，并烧灰酒服之。《别录》治上气咳嗽，虚劳嗽病。

胆汁 气味苦寒，无毒，主治伤寒热渴。《别录》治骨蒸劳复，消渴，小儿五疳，杀虫。

川楝子 气味苦寒，主清肝泄热，利水，杀虫，治瘟疫，伤寒烦躁狂乱，止腹痛，溺癃，癫病，痔瘘，大便下血。

鸡子黄 气味甘微温，无毒，主补脾经而益胃液，止泄利而断呕吐。

灶心土 味辛，无毒，主燥湿，达木补中摄血。

瓜蒌 气味甘微苦微寒，无毒，主清心润肺，洗垢除烦，开胸膈之痹结，涤涎沫之胶黏，最洗痰浊，善解懊侬。

沙苑子 气味甘温，无毒，主治补肾，治腰痛泄精，虚损劳乏。

青盐 气味咸寒，无毒，主治明目，目痛，益气，坚肌骨，去毒蛊。

黑锡 气味甘寒，有毒，主镇心安神，治伤寒毒气，反胃呕哕。

糯米 气味苦温，无毒，作饭温中，令人多热，大便坚。

麦芽 气味咸温，无毒，主消食和中，破冷气，去心腹胀满。

川乌 气味辛温，有毒，主破积消痰，去风寒湿痹，堕胎，杀尸虫。

诃子 气味苦温，无毒，主开胃进食，消痰，治崩漏及肠风下血，兼主奔豚冷气。

猪脊髓 气味甘寒，无毒，主扑损恶疮，服之补骨髓，益虚劳。

棉花子 气味辛热，治小便遗溺，兼治肠风。

鸡肠主遗溺，小便数不禁，兼治遗精白浊。

本书所录之药性，欲求解释之详，须参看《本草三家合注》。

卷六　食疗

《素问·五常政大论》曰：药以祛之，食以随之。又曰：大毒治病，十去其六；常毒治病，十去其七；小毒治病，十去其八；无毒治病，十去其九。谷肉果菜，食养尽之，无使过之，伤其正也。《素问·脏气法时论》谓：毒药攻邪，五谷为养，五果为助，五畜为益，五菜为充，气味合而服之，以补益精气。扁鹊云：安身之本必资于食，救疾之速必凭于药。不知食宜者，不足以存生也，不明药忌者，不能以除病也。是故食能排邪而安脏腑，悦神志以资血气，若能用食平疴，释情遗疾者，可谓良工。

食物常识

玉米　气味甘寒，和胃益脾，凉血解暑。

高粱　气味甘平，开胃调中，亦可做酒。

陈仓米　气味甘咸微凉，调胃止泻，下气，除烦渴，开胃进食。惟与马肉同食，恐发痼疾难瘳。

大麦　气味咸温，调中益气，宽胸膈膨胀，止泻痢，大动风气。熟则有益，带生则损人，炒食动脾火。

小麦 气味甘温，心之谷，亦养肝气，敛汗止血，除烦渴，令女子易孕。

面 气味甘温入脾，兼入肝补虚养气，润肌肤，厚肠胃。亦能壅气、助疾、助湿。陈者良，北产尤佳。畏汉椒、萝卜，最忌石膏。

荞子 气味甘寒，降气宽肠，去滓滞，疗白浊淋带，泻痢，治气盛湿热病，若脾胃虚寒者食之，大脱元气，落眉发。多食动气。切勿同猪羊肉、黄鱼食。服蜡矾丸者，误食令腹痛致死。

黑豆 气味甘平，入肾，祛风散热，利水下气，和血解毒。治脚气攻心，胸胁卒痛，单服则效；并治热毒攻眼，乳岩发热，便血赤痢，折伤堕坠，风痹，疮疥，丹毒，蛇蛊。加甘草则解百药毒，多食令人身重。

黄豆 平甘无毒，甘壅而滞，和中下气。生捣研水服则疏泄，治发痧及误食毒物、菌毒不得吐者；浓煎汁饮，治内痈。多食熟黄豆，壅热气，生痰，动嗽，发疮。豆油能涂豆痂不落，并涂疮疥，解发疽。

豌豆 气味甘平，解乳石毒，疗心痛，益中气，和营卫，解寒热，消渴，吐逆腹胀泻痢，利小水，通乳。多食动气。

刀豆 性平，温中下气，利肠胃，补肾元。子烧存性研，治呃逆，白汤调服6克即止。

绿豆 气味甘寒，清肠胃热毒，治一切痈肿等证，止消渴，并解一切金石草木诸毒。

蚕豆 气味甘温，吞铁针用此能下，同韭菜食之尤佳，误食金银物用之皆效。

豇豆 气味甘平，安胃养肾，煮熟食之，治肾气虚损，消渴不止，吐逆，泻痢，小便频数，并解鼠莽毒。惟水肿忌之。

饭豆 气味甘平，通胃利肠，活血调经。

红豆 气味甘酸平，下水肿，排痈肿脓血，治热毒，散恶血，除烦满，通气行风，坚筋骨，抽肌肉，久食瘦人。

扁豆 和中下气，解酒消暑，升清降浊。患疟疾者忌之。

薤白 气味辛苦温滑，除风，助阳道，去水气，泄大肠滞气，安胎利产，妇人久病赤白带。做羹食良。骨哽在咽，食之即下。同蜜捣涂汤、火伤甚效，但发热有火者勿食。不可与牛肉同食。

葱 气味辛温，解百药毒，杀一切鱼鳖肉毒，利五脏，达表和里，通关节，利二便，散风湿麻痹脚气，安胎，通乳。多食虚气上冲，损须发；同枣肉食令胆胀，服地黄、常山者忌之。

大蒜 气味辛温，开胃健脾，宣窍辟恶，祛寒除湿，解暑散痰，消肿败毒，并能破坚、化肉、杀虫。多食恐生痰动火，亦忌蜜。

芫荽 气味辛温香窜，内通心脾小肠，外行腠理、达四肢，散风寒，除邪气。痘疮不齐，煎酒喷之即出；目翳不退，搓塞鼻中即除。然多食、久食损神伤志，发狐腋臭。

芹菜 有旱芹、水芹，辛多于苦者，除寒湿，去女子赤白带下及五种黄病；苦多于辛者，治痈肿热，春夏之交防有虺毒。

蕹菜 捣汁同酒服，可治难产；中野葛毒者，生捣服尤良。惟脾胃虚寒、大便滑脱者忌之。

豆芽 各随豆之性以为优劣，只可以充蔬，多食发疥、动风。

豆腐 气味甘咸寒，微毒，泻胃火，治内热郁蒸。若见消渴、胀满并休息久痢，用白豆腐煎食良。过服生寒动气，并生疥疮、头风，用莱菔或杏仁煎汤解之。豆腐皮性同豆腐，除斑痘、翳膜。

豆酱 气味咸冷，解肾热邪及诸食物毒气，治蛇、虫、蜂虿、犬咬，汤火诸伤。与大手指掣痛，用酱和蜜温热浸之；砒霜、蛊毒亦可灌救；大便不通，用酱汁灌入孔；飞虫入耳，滴入耳中俱效。小儿多食生痰动气。陈久者佳。

韭菜 气味辛温，微酸，解肉脯毒，和脏腑，下气散血，利水，除胸腹冷痛痃癖。多食昏神损目，酒后尤忌，同蜜食成瘕。清明后宜食之，五月忌食。近根白者，温中下气，益阳止泄，暖腰膝。花与子功同，不宜多食，动风。冬天未出土者名韭黄，食之滞气。食韭口臭，含糖可解，黑枣亦妙。

芸薹 气味辛凉，行血破气，治产后一切气痛、血痛；并敷洗游风、丹毒、热肿，疮痔；小儿惊风，捣贴顶囟。多食动痰发疮，旧患脚气及有狐臭者切忌之。

白菜 气味辛凉，利肠胃，解烦热，下气消食，治瘴气。冬白菜尤佳，能和中利便。治小儿赤游丹及漆疮，均捣烂涂敷即止；飞丝入目，捣烂布包，滴汁数点即出。壮人宜食，气虚胃冷者勿食。多食恶心吐沫，生姜可解。

菠菜 性冷，利肠胃，解热毒。凡因痈肿毒发，并因酒湿成毒者宜服。多食令脚弱、发腰痛、动冷气，与鱼同食发霍乱。北人多食肉、面，食此则平；南人鱼、鳖、小米，食此则冷。

芜菁 气味苦温，利五脏，消食益气，令人肥健。多食动风气。北产者良。

白萝卜 气味辛甘温，解豆腐、面毒，杀鱼腥，生食散血，宽膈解酒，消谷化痰，利五脏，同鲫鱼煮食治嗽。多食动气，生姜可解；服何首乌、地黄者，食之发白；疸疹及有目病人忌食，误用起膜难开。子消面积宽膨胀。叶茎辛温利膈下气。

红萝卜 色黄气味甘淡微温，下气补中，利胸膈、

251

肠胃，安五脏。子可做食料。蒿不可食。

莴笋 气味苦冷微毒，通经络，利水道，解毒杀虫。凡病因湿热而见胸膈膜胀、眼目昏暗者皆治。若乳汁不通，煎酒服；小便闭或溺血，捣敷脐上；沙虱水毒，捣汁涂之；诸虫入耳，捣汁以滴，皆效。子能下乳利水，并治阴肿下血，损伤作痛。

苋菜 气味甘寒，质滑，通肠利便，治热结、血痢、蛊毒。多食动气、烦闷。与鳖同食生鳖瘕。子治肝经风热上攻眼目，赤痛生翳，遮障不明，青盲，赤眼，研末服之。

枸杞芽 气味甘苦寒，解面毒，除风明目，清热消毒。

椿芽 气味甘平，和胃消风，多食昏神。同猪肉、面食，令人中满。

海带 气味咸寒入肾，泄热、散结、软坚，治瘰疬、瘿瘕，性同海藻、昆布。

木耳 气味甘平，有小毒，利五脏，宣肠胃瘀血，治肠风便血。患痔痢者，煮羹食之良。

菌 凡有痔疮、牙痛者，食之必发。凡菌冬春无毒，夏秋有毒，防蛇虫从下过也。夜中有光者、欲烂无虫者、煮不熟者、仰卷赤色者，并有毒，杀人，煮时投以姜屑、饭粒，若色黑者勿食。中菌毒及菰毒，急掘地浆饮可解；苦茗、明矾，调服亦解。

笋 气味甘淡微寒，入肠胃。箄竹笋治消渴、风热，多食动气作胀；淡竹笋除痰热、狂躁、头痛头风、颠仆、惊悸、惊痫；苦竹笋治气逆而不作壅。冬笋冬月末出土者，味甘平，堪食；杂竹笋性味不一，不宜多食。煮笋少入薄荷、食盐味不涩；或以灰汤煮过，次用五味良。按：诸笋滋味爽口，但性冷难化，不益人，脾病不宜食，小儿尤当少食也。食笋伤，用香油、生姜治之，否则必令吐出乃可。

芦笋 治噎膈及烦闷不食。

芋艿 气味辛甘平滑，有小毒，宽肠胃，通便秘。产妇食之破宿血，止血渴。和鲫鱼、鲤鱼食，调中补虚。多食困脾滞气。有风痰者忌食。芋有黄、白、紫数种，惟白者无毒，取大者十月后晒干，冬月食，不发病。

冬瓜 甘淡性冷，入肠胃，利水消肿、定喘、解热、止渴。久病滑泄，水衰气弱者勿服。冬瓜仁能明目补肝，化痰止嗽，消肿。

黄瓜 甘淡性寒，有小毒，消热解渴，多食损阴血，发疟病、疮疥。患脚气虚肿者煮忌食。小儿尤忌，不可同花生食。

丝瓜 气味甘凉，解热，凉血，通经络，下乳汁，利肠胃，治痰火痛肿，蛊毒，血积胎毒。老丝瓜经霜者，连蒂子烧灰存性，入些朱砂，每用米汤调服3克，发痘最妙，亦治鼻渊、痰火、崩漏、肠红。近蒂三寸藤连皮，烧灰酒服，治同上。小儿俱用砂糖水调服。兼可敷脚肿。瓜叶捣汁生服，可解一切蛇伤之毒，淬敷患处佳。

苦瓜 入心肝肺，生青皮者苦寒，解心肺烦热，清心明目。熟则微温，有障翳者勿食，噎膈尤忌。

南瓜 气味甘温，助脾湿滞气，素患脚气者忌之，更不可与羊肉同食。

胡芦 入心、胃、大小肠，兼入肺，利水气，通痢，消疸，解心肺邪热，除消渴，治面目浮肿。或浸火酒饭上蒸，惟患虚胀禁食。苦者尤伤胃气，暴病，实病尚可，若久病胃虚误服，恐致伤生。

茄子 气味甘寒，解热散血，宽肠利气。多食动气，生疮，损目，腹痛，泄泻，孕妇尤忌。蒂治肠风下血；花治金疮、牙痛，烧灰涂患处；根及枝叶煮汤，洗冻疮破裂。

梨 气味甘微寒，解毒润肺，凉心，消痰止嗽，除客热，心烦，通胃中痞塞、热结。多食寒中，产后及金疮与冷泄者勿食。

李 入肝兼入肾，有甘酸苦涩四种，敛骨节痨热。多食令人腹胀，发虚热。

栗子 气味甘咸温，固胃温肾，宽肠。治肾气虚损而见腰脚软弱及肠鸣泄泻。以风干胜于日曝，而火煨、油炒胜于蒸煮。生者水气未除，助湿生虫，炒熟食壅气滞膈，小儿多食令齿不生。

青果　先酸后甘，气温入肺胃，生津止渴，解酒毒、鱼毒，治肠风下血，手足冻疮，唇裂齿疳，下部痔疮等症。寒嗽用之亦宜，热嗽勿用，过服有呕吐、泄泻之患。

枇杷　气味甘酸，下气润肺，利脾敛肝。生者有寒中胀满之虞，熟者可解酒热。中寒气壅者禁用，勿与面及炙肉同食。核可止咳。

杏子　气味酸涩，多食生痰，助渴热，发疮毒。

柿　气味甘微寒，润心肺，消痰止渴，清火止血，饮酒食之易醉。柿饼性平，止痢、润喉、杀虫，去腹中宿痛。

桃　甘酸性热，微毒，多食令人发热、生痈、作泻、膨胀、淋疾。

樱桃　甘涩性热，和脾胃，上泄泻水谷痢。多食作呕，发暗风，动湿热，有寒热喘咳者忌之，小儿犹忌。

柑　气味甘寒，去肠胃热，止暴渴，利小水。多食脾寒成癖，腹痛泻痢，以盐汤解之。

佛手　气味辛甘温，下气和中。水酒煮饮，治痰气喘嗽，煎汤治心下气痛。

石榴　甘酸涩，性温，杀虫，治燥渴。多食伤肺损齿，恋膈生痰。壳性涩，止久痢，涩肠，治漏精。凡服药人忌人。花治心热，疗吐血；为末吹鼻，上衄；并治金疮出血。

金钱橘 甘甜，核苦瓤酸，下气宽膈，止渴解酒，辟臭气，蜜渍尤妙。藏绿豆中经时不变。

橘子 皮则开痰理气，瓤则生痰助气。惟内热亢极者，服此可解热气，除消渴。若脾弱者切禁。

榛子 气味甘平，生用开胃益气，实大肠，令人不饥，能健行。

花生 甘辛体润，舒脾润肺，惟体寒湿，中气不运者勿多食。

荸荠 破肝肾坚积，止血，治痢，擦疮解毒，发痘，清声，醒酒，并毁铜器。患冷气、脚气、热嗽勿用。

荔枝 气味甘微温，入脾助气，人肝补血。火盛者忌之。

甘蔗 气味甘寒，下气和中，利大小肠，止渴解酒。治呕吐反胃，捣汁和姜汁服愈。多食发热动衄血，同酒食生痰，烧蔗烟能昏目。

无花果 气味甘平，开胃，止泄痢、喉痛。叶治痔疮肿痛，煎汤熏洗效。

核桃 甘热，皮涩肉润，补命门，摄精固气。惟肺有热痰及命门火炽者，宜少服。

葡萄 甘微酸，强肾稀痘。

辣椒 辛热开胃，入血分，有血症者忌服。

胡椒 味辛大温，温中下气，治寒痰虚胀，除脏腑风冷，杀一切鱼肉鳖毒。多食伤肺，火病尤忌。

人乳 甘平滑，澄为粉佳，补阴，润燥、泽肌肤。

鸡 丹雄鸡甘微温，补虚益肺，温中止血，治女人崩带；白雄鸡甘酸微温，调中下气，疗狂邪，安五脏，止消渴，利小便；黑雄鸡甘微温，补虚羸，去心腹恶气，安胎，止腹痛；黑雌鸡甘酸平，止反胃，定心志，排痈脓，破宿血，生新血，安胎，并补产后虚羸，黄雌鸡性味同上，并治泻利，消渴，小便不禁，产后尤忌；乌骨白毛鸡治女人一切虚损诸症，较它鸡尤佳。以上诸鸡皆有补虚羸之功，但多食能动风痰，助肝火；小儿五岁以下者不可多服，病黄疸者尤忌。鸡卵甘平。自死鸡不可食。

猪肉 甘微寒，补肌肤，润肠胃。过食动风痰，风热病、时症忌服，服苍耳、木鳖等药尤忌。猪头肉补虚乏，有疮疥、风病勿食；猪脑甘寒有毒，损阳道；猪脂煎膏利肠胃，杀虫；猪血解毒，酒炒食治下血不止，服地黄、何首乌忌之；猪心补心血，治惊忧，忌吴茱萸；大小肠润肠止血痢、脏毒；猪肝补肝明目，疗肝虚浮肿，勿多食；猪肺补肺疗虚嗽；猪腰理肾气，治耳聋，强腰膝，治产后下痢、崩漏、虚汗，有虚寒人勿多食，痰多咳嗽忌之；猪舌健脾补不足，令人能食；猪肚补胃益气，治骨蒸痨热；猪尿胞治梦中遗溺，疝气坠痛，肾囊湿痒；猪胰润脏滋肺，勿多食；猪蹄下乳汁，煮清汤洗痈疽良；公猪睾丸治惊痫、癫疾、阴阳易病。

羊肉 甘温入脾，补中益气，治虚乏汗出，润泽肌肤。患热病、天行病、疟疾、疮疥，俱忌食。反菖蒲、半夏，忌铜器、荞麦、豆酱、醋。白羊黑头、黑羊白头独角者，皆有毒，中毒以甘草汁解。

牛肉 水牛肉甘平，安中益气，养脾胃，消水肿，除湿气，止消渴，补虚弱，壮筋骨，腊月勿食，疟疾后忌之；黄牛肉固中益气，常食较胜水牛；牛乳养心肺，解热毒，补虚止渴，勿冷服。

鲤鱼 甘平止渴，消水肿、黄疸、脚气，主咳嗽、止气喘促，安胎、治怀孕身肿，煮汤食之良。冷气、痃癖、气块、伏梁，均能破之，腹有宿瘕及天行病后勿食，患疮疥者忌之。

鲢鱼 甘温，温中益气，多食令人热中，诱发疮疥。

鲫鱼 甘温，温胃健脾，补虚羸，疗肠澼，肠风、白痢，及月经不调。不可与砂糖、蒜、猪肝、鸡肉同食。

附录　常见病简易治疗

　　夫医者依也。人之一生，难免不病，不幸而病，非赖医无以恢复健康也。陈修园云：医乃苍生之司命。旷观古今中外，对于医学无不重视。盖人生难得，医道难闻，学之者非潜心研究，实事求是，既不足以自保安全，遑论救人救世。余自出世以来，即羸弱多病，苦于良医之难得，乃矢志研习医学。曾博览古今医学名著，复累与同道者反复研讨，临症处方，垂五十余年，迄今仍不敢自诩有得。对于研习之态度，兢兢焉犹如往昔。更思医学之道，不宜禁锢，徒炫己长，须使人人皆有医学之常识，庶几积极可以保持人身健康，消极可以恢复病后安全。爰本斯旨，因著五官九窍之病症，五脏六腑之内伤，四时六气之外感，本医学之原理，扼要归纳，去繁就简，虽仅述其大略，而于人体全身之病理已明。读者倘能细加玩味，则临症采方，便不难得心应手。

一、四时外感伏气病机

　　《内经》云：春善病鼽衄，仲夏善病胸肋，长夏善病洞泄寒中，秋善病风疟，冬善病痹厥。又云：冬伤于寒，春必病温；春伤于风，夏生飧泄；夏伤于暑，秋必痎疟；秋伤于湿，冬生咳嗽。

（一）春病

《内经》云：冬伤于寒，春必病温。又云：精者身之本也，藏于精者，春不病温。夫温者热之渐，热者温之极。温病之状，头病身热、脉数、汗出、口渴，时法于初起，以银翘散加减。若汗出脉浮洪，口渴甚者，宜白虎汤；若脉沉实，大便硬者，里已化热也，宜诸承气汤，随症选用；若邪入心色，神昏谵语者，宜清宫汤；若久不愈，耳聋脉虚，五心烦热者，宜加减复脉汤。余每用小柴胡汤，以花粉易半夏，稍久五心烦热，小便黄短者，以龙胆泻肝汤，随症加减，为效较速。若虚羸少气，气逆欲呕者，宜竹叶石膏汤；若心中烦不得眠者，宜黄连阿胶汤；若懊憹者，宜栀子豉汤。

春病方：

1.银翘散 治温病初起，头痛身热、脉数、汗出、口渴者。

金银花15克 连翘15克 荆芥6克 薄荷9克 牛蒡子9克 淡竹叶3克 淡豆豉6克 芦根9克 甘草3克 桔梗9克

加减法：鼻衄者，加栀子、侧柏叶；喉痛者，加马勃、元参；小便黄短者，加木通、栀子；酒客者，加滑石。

2.白虎汤　治脉浮洪，舌黄燥，渴甚汗出者。

石膏18克　粳米12克　知母9克　甘草6克

3.小承气汤　治腹满六七日，不大便者。

枳实6克　厚朴6克　大黄12克

加减法：服后大便当解，若不解者，加芒硝（名大承气汤）。

4.增液承气汤　治病人素大便秘者。

生地黄15克　玄参18克　麦门冬12克　芒硝4.5克　大黄9克　甘草3克

5.清宫汤　治热入心包，神昏谵语者。

玄参心9克　莲子心1.5克　连翘心6克　麦门冬9克　犀角6克（磨冲）竹叶卷心6克

6.加减复脉汤　治脉沉微涩，五心烦热，晚间尤甚者。

炙甘草9克　白芍18克　生地黄18克　阿胶6克　麻仁9克　麦门冬12克

加减法：手指蠕动者，加龟板；大便溏泄者，加牡蛎。

7.加减小柴胡汤　治口苦、咽干、目眩，寒热往来者。

柴胡12克　天花粉6克　黄芩4.5克　人参6克　甘草3克　大枣2枚　生姜3克

加减法：口渴甚者，加知母、石膏；鼻衄者，加栀子、地黄；小便黄短者，加木通、地肤子；大便硬者，加大黄，甚者，再加芒硝；喉痛者，加牛蒡子、玄参。

8.**龙胆泻肝汤**　治胁痛口苦，耳聋耳肿，筋痿，阴蚀，热痒，淋浊等症。

龙胆草6克　栀子6克　黄芩9克　木通9克　泽泻9克　柴胡6克　当归9克　生地黄9克　甘草3克　车前仁6克

9.**竹叶石膏汤**　治虚羸少气，气逆欲呕者。

淡竹叶6克　石膏9克　甘草3克　薏苡仁9克　人参6克　麦门冬15克　半夏6克　大枣2枚

10.**黄连阿胶汤**　治心烦不得卧者。

黄连12克　阿胶6克　芍药6克　黄芩6克　鸡子黄1枚

11.**栀子豉汤**　治虚烦不得眠，心中懊憹者。

栀子7枚　淡豆豉6克

加减法：少气者，加甘草；腹满者，加厚朴；呕者，加生姜。

（二）夏病

高士宗云：暑者四时之一气也。暑何害于人哉，如暑必伤人也，则长夏之时，尽人当病，何以烈日中奔走劳形不病，而避暑于高堂大厦者反病耶？须知人病皆其自取。人身五运安和，六气均平，虽日在暑中而不病；人身五运有亏，六气不振，阴虚则阳盛而热病生，阳虚则阴盛而寒病起。寒病热病，随人身阴阳之气而化生者也，苟不以人身阴阳之气化为定，而以天气之寒暑为凭，则举手便误矣。如果口渴甚，脉浮洪，舌黄燥，汗出便秘者，宜白虎加人参汤，或六一散随症加减。若兼湿者，大便必溏泄，宜桂苓甘露饮，或白虎加苍术汤；若兼现白疹者，宜薏苡竹叶散；若兼外感，有头痛、身热、无汗者，宜加减香薷饮；若多食生冷而吐泻者，宜藿香正气散，虚人宜理中汤加减；若卒然昏倒者，宜小半夏加茯苓汤。《内经》云：长夏善病洞泄寒中。以暑天阳气在外，阴气在内故也，宜四逆汤之类。长夏湿土主令，凡人关节疼痛而烦，脉沉而细者，此名中湿，亦曰湿痹。湿痹之候，其人小便不利，大便反快，但当利其小便，宜五苓散。若暑伤元气，气喘身热心烦者，宜生脉散或清暑益气汤。

夏病方：

1.**白虎加人参汤** 治脉浮洪，舌黄燥，自汗出，口渴甚者。

石膏18克 知母9克 粳米12克 甘草6克 人参9克

加减法：大便溏泻者，加苍术；小便短少者，加滑石。

2.**六一散** 治伤暑口渴，小便热黄短者。

滑石18克 甘草3克

加减法：虚人者，加朱砂。

3.**桂苓甘露饮** 治湿温舌苔白厚，午后身热，便溏口渴者。

寒水石15克　石膏18克　滑石15克　桂枝9克　茯苓9克
猪苓9克　泽泻9克　白术9克

4.薏苡竹叶散　治湿温胸腹发白疹者。

薏苡仁9克　淡竹叶3克　连翘9克　滑石9克　通草3克
茯苓9克　半夏6克

5.加减香薷饮　治夏日感冒，头痛发热恶寒者。

香薷9克　厚朴6克　金银花9克　连翘9克　甘草3克

6.藿香正气散　治内伤生冷，外感风寒，上吐下
利者。

藿香6克　白芷6克　橘皮6克　紫苏9克　甘草3克　桔梗
6克　茯苓9克　苍术9克　厚朴6克　半夏6克　生姜6克　大枣2
枚

7.理中汤　治虚人吐利，或腹痛者。

人参9克　白术9克　干姜9克　炙甘草9克

加减法：下多者，加苍术；悸者，去白术，加桂心；
呕者，加生姜；腹满者，加附子。

8.小半夏加茯苓汤　治头晕眩而呕者。

半夏9克　生姜9克　茯苓9克

9.四逆汤　治下利清谷，四肢逆冷，脉微欲绝者。

干姜9克　附子30克　甘草6克

10.五苓散　治脉浮发热，渴欲饮水，小便不利者。

茯苓6克　猪苓6克　泽泻9克　白术6克　桂枝9克

11.生脉散　治暑伤元气，无气以动，动则气高而喘者。

人参9克　麦门冬15克　五味子3克

12.清暑益气汤　治长夏湿热蒸炎，四肢困倦，精神减少，身热气高心烦，便黄口渴而自汗脉虚者。

人参6克　黄芪9克　甘草3克　当归6克　麦门冬9克　五味子3克　陈皮1.5克　青皮1.5克　神曲1.5克　黄柏3克　葛根6克　苍术6克　白术6克　升麻1.5克　泽泻6克　生姜9克　大枣2枚

（三）秋病

疟疾

《内经》云：夏暑汗不出者，秋成风疟。又云：夏伤于暑，秋必痎疟。疟疾之候，其状不一，有昼发者，有夜发者，有日发者，有间日发者，有但寒不热者，有但热不寒者，所发之状，各不相同。作者每以小柴胡汤，随疟加减主之，以疟疾不离于少阳也。夫少阳内主三焦，外主腠理。人身之表，腠理实营卫之枢机，人身之里，三焦乃脏腑之总管。然则通行内外，应腠理而主一身之半表半里者，为少阳三焦之气。论少阳之体，则为相火之气，根于胆腑；论少阳之用，则为清阳之气，寄在胃中。小柴胡汤，乃达表和里，升清降浊之活剂，故随症加减，无不确切。若但寒不热者，宜柴胡桂姜汤；但热不寒者，宜白虎加桂枝汤；久疟不愈者，宜加味六君子汤，或补中益气汤。

疟疾方：

1.小柴胡汤 治疟疾，呕而不渴者。

柴胡12克 半夏4.5克 黄芩4.5克 甘草4.5克 生姜4.5克 大枣2枚 人参4.5克

加减法：渴者，去半夏，加天花粉，甚则再加知母、石膏；小便不利者，合五苓散；小便赤涩短少者，加滑石、木通；发三次后者，加常山；胁下痞硬者，去大枣，加牡蛎；午后发者，加生地黄、当归；热多冷少者，加青蒿、葛根；冷多热少者，加桂枝；大便不通者，加大黄、枳实；无汗者，加香薷；发久左胁有痞块者，加鳖甲；汗出多者，加白术。

2.柴胡桂姜汤 治疟疾但寒不热，或寒多微有热者。

柴胡12克 天花粉6克 黄芩7.5克 甘草4.5克 牡蛎6克 桂枝4.5克 干姜6克

加减法：大便溏泻者，倍干姜；呕者，加生姜、半夏。

3.白虎加桂枝汤 治疟疾但热不寒，骨节疼痛，时呕者。

知母18克 炙甘草6克 石膏48克 粳米30克 桂枝9克 水煎，去渣滓，温服。

4.加味六君子汤 治久疟不愈者。

人参9克　茯苓9克　白术9克　炙甘草4.5克　橘皮6克
半夏6克　生姜9克　大枣6克　槟榔6克　草果3克　乌梅4枚
常山6克

5.补中益气汤　治饥饱劳役，以致中气不足者。

人参9克　炙甘草6克　白术9克　当归6克　橘皮6克　黄
芪9克　升麻6克　大枣2枚　生姜9克　柴胡9克

痢疾

按：痢疾，夏日伏邪之为病也，至秋感凉而发。其
症里急后重，下痢赤白者，良以肝主春生疏泄之权，肺
主秋金收敛之令。痢疾发于秋日肺气主令之时，肝气欲
疏而外泄，肺气欲收而内敛，是以欲便不便，而为里急
后重。心者血，肺者气，血为营，气为卫，相随上下，
为之营卫。湿热伏于营卫之间，久而陷入肠胃，灼伤黏
膜，所以痢下赤白也。治法调血则脓血自止，调气则后
重自除。

痢疾方：

1.人参败毒散　治痢初起，头疼身痛，发热恶
寒者。

人参9克　羌活6克　独活6克　柴胡6克　前胡6克　枳壳6
克　桔梗6克　甘草3克　葛根12克　茯苓9克　生姜9克

加减法：腹痛者，加白芍，热甚者，加黄芩、黄
连；酒客者，去茯苓，加滑石；初起不欲食者，加陈
仓米。

2.加减柴胡汤 治痢疾兼有寒热往来者。

柴胡12克 黄芩4.5克 葛根9克 白芍6克 当归6克 枳壳6克 桔梗9克 甘草3克

加减法：大便白色多，小便短少者，加滑石；胀甚者，加槟榔；热甚者，加黄连；肛门下重者，加薤白、人参；红色多者，加桃仁。

3.葛根芩连甘草汤 治痢疾发热不恶寒，或微恶寒者。

葛根24克 黄连6克 黄芩6克 甘草6克

4.当归芍药散 治痢疾外症退尽，热滞不通，及服大黄后，宜以此汤调之。

当归15克 白芍15克 槟榔6克 莱菔子9克 甘草3克 厚朴6克

5.补中益气汤 治久痢。

人参9克 黄芪9克 白术9克 炙甘草6克 当归6克 橘皮6克 升麻6克 柴胡9克 生姜9克 大枣2枚

（四）冬病

《内经》云：太阳之上，寒气主之。《医学集成》云：冬月为正伤寒。伤寒者，言一切外感之邪，首伤太阳寒水之经也。柯韵伯云：外应皮毛，协营卫而主一身之表者，为太阳膀胱之气。凡风寒外感，皆由太阳而入。陈修园云：太阳主人身最外一层，有经之为病，有气之为病，主乎外，则脉应之而浮。何以为经？《内经》

云：太阳之脉，连风府，由头项挟脊抵腰至足，行身之背，故其为病，头项强痛。何以为气？《内经》云：太阳之上，寒气主之，其病有因风而始恶寒者，有不因风而自恶寒者，虽有微甚，而总不离乎恶寒。盖人周身八万四千毛窍，太阳卫外之气也。若病太阳之经，则背恶寒；若病太阳之气，则通体恶寒。伤寒如此，中风可知也。阳盛则传阳明之府，阴盛则传三阴之脏。故《内经》云：伤寒一日，太阳受之。太阳之脉，上头下项，挟脊抵腰，故头项痛，腰脊强；二日阳明受之，阳明主肌肉，其脉挟鼻络于目，故身热目痛鼻干，不得卧也；三日少阳受之，少阳主胆，其脉循胁络于耳，故胸胁痛而耳聋。三阳经络，皆受其病，而未入于脏者，故可汗而已。四日太阴受之，太阴脉布胃中，络于嗌，故腹满而嗌干；五日少阴受之，少阴脉贯肾，络于肺，系舌本，故口燥舌干而渴；六日厥阴受之，厥阴脉循阴器络于肝，故烦满而囊缩。仲景云：伤寒二三日，阳明少阳症不见者，为不传也。频欲吐，若躁烦，脉数急者，为传也。

太阳病

《伤寒论》云：太阳之为病，脉浮，头项强痛而恶寒。若发热汗出，恶风，脉缓者，名曰中风，桂枝汤主之。恶寒，体痛呕逆，脉阴阳俱紧者，名曰伤寒，麻黄汤主之。

太阳病方：

1. 桂枝汤 治自汗恶风，头疼体痛，脉浮缓者。

桂枝9克 芍药9克 炙甘草6克 生姜9克 大枣1枚

2. 麻黄汤 治伤寒头痛发热，身疼腰痛，骨节疼痛，恶风恶寒，无汗而喘者。

麻黄6克 杏仁6克 桂枝6克 甘草3克

3. 人参败毒散 治瘟疫及四时感冒，并治噤口恶痢。

人参9克 羌活6克 独活6克 柴胡6克 前胡6克 枳壳6克 桔梗6克 甘草3克 葛根12克 茯苓9克 生姜9克

阳明病

《伤寒论》云：阳明外症，身热汗自出，不恶寒反恶热也。时法用升麻葛根汤。若脉浮洪，舌黄渴甚，身大热汗出者，宜白虎汤。至阳明腑病，大便秘结者，有太阳阳明、正阳阳明、少阳阳明之辨。太阳阳明者，宜麻仁丸；正阳阳明者，宜承气汤；少阳阳明者，宜外导法。

阳明病方：

1. 升麻葛根汤 治阳明外症，身热汗自出，不恶寒反恶热者。

升麻6克 葛根12克 白芍6克 甘草3克

2. 白虎汤 治脉浮洪，舌黄渴甚，身热汗出者。

石膏18克 粳米12克 知母9克 甘草6克

水煎，去渣滓，温服。

3.麻仁丸　治太阳病治之失法，亡其津液，致太阳之热乘胃燥而转入阳明，其症小便数，大便难者。

火麻仁15克　白芍9克　枳实6克　大黄9克　厚朴6克　杏仁9克

4.大承气汤　治阳明病，潮热谵语，手足腋下濈汗然出，腹满大便硬者。

大黄9克　厚朴18克　枳实6克　芒硝6克

先煮枳实、厚朴，去渣滓，纳大黄，更着三四沸，去渣滓，再纳芒硝，更上微火一二沸，分温再服，得下，余勿服。

5.小承气汤　治阳明病，潮热大便难，脉沉而滑，及内实腹痛者。

枳实6克　厚朴6克　大黄12克

水煎，去渣滓，温服。

6.外导法　治阳明病自汗出，若发汗小便自利者，此为津液内竭，虽硬不可攻之，当须自欲大便，宜此法导而通之。用蜜微熬，以牙皂水和匀，用注射器打入肛门，大便自出。如无蜜，以猪胆汁稍加醋亦可。

少阳病

柯韵伯云：通行内外，应腠理而主一身之半表半里者，为少阳三焦之气。论少阳之体，则为相火之气，根于胆腑；论少阳之用，则为清阳之气，寄在胃中。故少阳内主三焦，外主腠理，病则以口苦、咽干、目眩为提纲。凡少阳病，但见一症便是，不必悉具，有虚火实火、内外之辨。寒热往来于外，胸胁苦满，默默不欲食，心烦喜呕，为虚火症，宜小柴胡汤；寒热往来于外，心中痞硬，郁郁微烦，呕不止，为实火症，宜大柴胡汤。

少阳病方：

1.**小柴胡汤**　治少阳病，寒热往来于外，胸胁苦满，默默不欲食，心烦喜呕，或胸中烦而不呕，或渴，或腹中痛，或胁下痞硬，或心下悸小便不利，或不渴身有微热，或咳，或耳聋者。

柴胡12克　半夏4.5克　黄芩4.5克　甘草4.5克　生姜4.5克　大枣2枚　人参4.5克

加减法：胸中烦而不呕者，去半夏、人参，加瓜蒌；口渴者，去半夏，加人参、天花粉；腹中痛者，去黄芩，加白芍；胁下痞硬者，去大枣，加牡蛎；心下悸，小便不利者，去黄芩，加茯苓；不渴身有微热者，去人参，加桂枝；咳嗽者，去人参、大枣、生姜，加五味子、干姜；耳聋者，加香附、蔓荆子、菖蒲；疟疾者，加常山。

2.**大柴胡汤**　治寒热往来于外，心中痞硬，郁郁微烦，呕不止者。

柴胡12克　黄芩4.5克　半夏4.5克　枳实6克　白芍6克

大黄6克　生姜9克

太阴病

《内经》云：太阴以湿土主令。又云：土郁之发，民病心腹胀，呕吐霍乱。故其为病，腹满而吐，食不下，自利益甚，时腹自痛，宜理中汤。若误下之，必心下结硬。

太阴病方：

1.**理中汤**　治太阴病，腹满而吐，食不下，自利益甚，时腹自痛。

人参9克　白术9克　干姜9克　炙甘草9克

2.**七味白术散**　治久泻不止，口渴者。

人参9克　茯苓9克　白术9克　甘草6克　藿香6克　木香6克　葛根12克

3.**桂枝加芍药汤**　治太阴病，腹满时痛者。

桂枝9克　芍药18克　炙甘草6克　生姜9克　大枣12枚

加减法：大便坚实而痛者，加大黄。

4.**半夏泻心汤**　治太阴病误下，致心下痞者。

半夏9克　黄芩9克　黄连3克　干姜9克　人参9克　大枣4枚　甘草6克

加减法：肠鸣者，加生姜。

少阴病

《内经》云：手少阴君火主热，足少阴肾水主寒。足从手化，统称热气主之。病则以脉微细，但欲寐为提纲。然脉之兼数者为热，兼迟者为寒，辨证处方，随脉之迟数而定焉。

少阴病方：

1.通脉四逆汤 治少阴病，下利清谷，里寒外热，手足厥冷，脉微欲绝，身反不恶寒，其人面赤色，或腹痛，或干呕，或咽痛，或利止脉不出者。

甘草6克 干姜9克 附子30克

加减法：面赤色者，加葱茎；腹中痛者，去葱，加白芍；呕者，加生姜；咽痛者，去芍药，加桔梗，利止脉不出者，去桔梗，加人参。

2.白通汤 治少阴病，下利脉微者。

葱茎3根 干姜15克 附子30克

3.附子汤 治少阴病一二日，口中和，其背恶寒者。又治少阴病，身体痛，手足寒，骨节痛，脉沉者。

人参9克 茯苓9克 白术9克 白芍9克 附子30克

4.甘草汤 治少阴病二三日，咽痛者。

甘草18克

加减法：服后不愈者，加桔梗。

5.六味汤 治喉痹初起，恶寒头痛，或咳者。

荆芥6克 防风6克 薄荷6克 甘草6克 桔梗6克 僵蚕6克 牛蒡子9克 玄参9克

加减法：咳嗽者，加贝母；咽喉肿痛者，加半夏。

6.黄连阿胶汤 治少阴病，得之二三日以上，心烦不得卧者。

黄连12克　阿胶6克　芍药6克　黄芩6克　鸡子黄1枚

7.猪苓汤　治少阴病，下利六七日，咳而呕渴，心烦不得眠者。

茯苓6克　猪苓6克　泽泻6克　滑石9克　阿胶6克

厥阴病

《内经》云：厥者尽也，阴尽阳生之脏也。又云：厥阴之上，风气主之。其病消渴，气上冲心，心中疼热，饥而不欲食，食则吐蛔，下之利不止。

厥阴病方：

1.乌梅丸　治厥阴病，消渴，气上冲心，心中疼热，饥而不欲食，食则吐蛔，下之利不止。

乌梅30枚　细辛18克　干姜30克　黄连48克　当归12克　附子30克　蜀椒12克　桂枝18克　人参18克　黄柏12克

2.当归四逆汤　治手足厥寒，脉细欲绝者。

当归12克　桂枝9克　芍药9克　细辛3克　甘草6克　大枣4枚　木通6克

3.四逆散　治厥阴病，四逆，其人或咳或悸，或小便不不利，或腹痛，或泄利下重者。

柴胡　白芍　枳壳　甘草各等分

加减法：咳者，加五味子、干姜；悸者，加桂枝；小便不利者，加茯苓；腹中痛者，加附子；泄利下重者，加薤白。

4.**白头翁汤** 治厥阴病，热痢下重；又治下痢欲饮水者。

白头翁9克 黄连9克 黄柏9克 秦皮9克

二、脏腑内伤病

（一）心病

《内经》云：天之在我者德也，地之载我者气也，德流气薄，而生者也。孔子云：天命之谓性。肾为性命之根，性生于心，所以任物者谓之心。心者，君主之官，神明出焉。心主血脉，宜通不宜塞。心病者，胸中痛，胁支满，胁下痛，膺背肩甲间痛，两臂内痛，虚则胸腹，大腹，胁下与腰相引而痛。

心病方：

1.**栝蒌薤白白酒汤** 治胸痹心痛，喘息咳唾，胸背痛，短气者。

瓜蒌15克 薤白12粒（切）白酒2匙 瓜蒌壳9克

加减法：若胸痹不得卧，心痛彻背，背痛彻心者，加半夏。

2.**栝蒌薤白桂枝汤** 治胸痹心中痞，留气结在胸，胸满胁下逆抢心，属实者。

瓜蒌15克 枳实6克 薤白12粒（切）桂枝9克 厚朴12

克 半夏9克

3.**桂枝人参汤** 治胸痹心中痞,留气结在胸,胸满胁下逆抢心,属虚者。

人参9克 白术9克 干姜9克 甘草12克 桂枝9克

4.**大建中汤** 治心胸中大寒痛,呕不能饮食,腹中满,上冲,皮起,出见有头足,上下痛而不可触近者。

蜀椒6克 干姜12克 人参9克 饴糖12克

5.**高良姜汤** 治心痛,胸胁支满者。

高良姜9克 厚朴6克 桂枝6克 当归6克

6.**香附覆花汤** 治胁肋痛有水声,潮热,或寒热如疟状者。

香附9克 旋覆花9克 茯苓15克 半夏9克 橘皮6克 杏仁6克 薏苡仁9克 苏子9克 生姜15克

7.**丹参汤** 治心腹诸痛。

丹参30克 檀香3克 延胡索9克 砂仁3克

8.**苓桂术甘加二陈汤** 治痰饮心痛。

茯苓9克 桂枝9克 甘草6克 白术9克 半夏9克 橘皮6克 生姜9克

9.**九痛丸** 治九种心痛。

人参30克 狼毒30克 巴豆30克 干姜30克 吴茱萸30克 附子90克

上药共研细末,作丸如梧桐子大,酒下3~5丸。

10.**黄芪五物汤** 治血痹,身体不仁,如风痹状。

黄芪15克 桂枝9克 芍药9克 生姜9克 大枣4枚

（二）肝病

《内经》云：肝者将军之官，谋虑出焉。肝病者，两胁下痛引少腹，令人善怒。虚则目𥉠𥉠无所见，耳无所闻，善恐，如人将捕之。仲景云：见肝之病，知肝传脾，当先实脾。因怒气而胁痛者，宜舒肝散；因火而痛者，宜左金丸，或龙胆泻肝汤，久者宜逍遥散；若左胁有块，曰"肥气"，宜疟母丸；若右胁疼痛胀满者，宜姜黄丸；若因虚寒，当脐两旁作痛而引少腹者，宜加味当归四逆汤；因肝肾虚，目𥉠𥉠无所见者，宜滋肾补肝丸；因虚而心肾不交，耳无所闻者，宜磁朱丸；因虚善恐，如人将捕之者，宜加味温胆汤。

肝病方：

1.**舒肝散** 治怒气伤肝，两胁痛者。

柴胡9克 芍药9克 甘草4.5克 川芎6克 香附9克 枳壳6克 青皮6克

2.**左金丸** 治肝火而胁痛者。

吴茱萸3克 黄连9克

3.**龙胆泻肝汤** 治肝火胁痛，属实者。

生地黄9克 当归9克 栀子6克 黄芩6克 木通9克 泽泻9克 甘草3克 龙胆草6克 柴胡6克 车前仁6克

4.**逍遥散** 治肝气抑郁不乐者。

柴胡9克 芍药9克 当归15克 白术9克 茯苓9克 甘草3克 薄荷3克

5.**疟母丸** 治左胁有痞块。

鳖甲60克 香附15克 三棱9克 莪术9克 常山6克 青皮9克

6.**姜黄丸** 治右胁痞满。

姜黄9克 香附12克 甘草6克 橘皮6克 枳壳6克 桔梗6克

7.**加味当归四逆汤** 治当脐两旁作痛，而引少腹者。

当归9克 桂枝9克 芍药9克 细辛6克 炙甘草3克 大枣4枚 木通6克 橘叶9片

加减法：若有久寒者，加生姜、吴茱萸。

8.**滋肾补肝丸** 治肝肾虚，目眗眗无所见者。

生地黄12克 山药12克 山茱萸12克 丹皮9克 泽泻9克 茯苓6克 枸杞9克 菊花3克 菟丝子3克 茺蔚子9克 元参9克 当归9克 细辛15克

9.**磁朱丸** 治耳聋，并明目，疗癫狂。

磁石60克 朱砂30克 神曲90克

10.**加味温胆汤** 治善恐及癫狂等症。

茯苓9克 半夏6克 橘皮6克 甘草3克 枳实3克 竹茹6克 龙骨9克

（三）脾病

《内经》云：脾者谏议之官，知周出焉。为后天之本，主腐熟水谷，布散各经。脾病者，身重，善肌肉痿，足不收，行善瘛，足下痛，虚则腹满肠鸣，飧泄食不化。又云：脾之经属太阴。盖太阴之上，湿气主之。脾恶湿，主四肢，脾受湿，则失其健运之常，故有以上诸病。《伤寒论》以腹满而吐，食不下，自利益甚，时腹自痛为提纲。

脾病方：

1.木防己汤 治身重，善肌肉痿，足不收，行善瘛者。

防己6克 薏苡仁12克 苍术9克 白术9克 茯苓9克 半夏9克 橘皮6克 甘草3克

2.五苓散 治关节疼痛而烦，口渴欲饮水，身重，小便不利者。

茯苓3克 猪苓3克 泽泻4.5克 白术3克 桂枝1.5克

3.飧湿汤 治腹满便溏者。

苍术9克 厚朴6克 橘皮6克 甘草3克 茯苓9克 半夏6克 藿香6克

4.理中汤 治太阴病，腹满而吐，食不下，自利益甚，时腹自痛者。

人参9克 白术9克 干姜9克 炙甘草9克

加减法：若腹满者，加附子；若呕者，加生姜；若下多者，重用白术；若脐下悸者，去白术，加桂心；若心下悸者，加茯苓。

5.胃苓汤　治湿淫于内，脾不运行，而成泄泻者。

苍术9克　厚朴6克　橘皮6克　甘草3克　茯苓3克　猪苓3克　泽泻4.5克　白术3克　枝桂4.5克

6.理脾涤饮　治脾虚痰饮，口不渴者。

白豆蔻3克　砂仁6克　干姜6克　白术9克　黄芪9克　半夏9克　茯苓9克

（四）肺病

《内经》云：肺为华盖，内通五脏。司制节而主一身之里者，为太阳肺经之气。与大肠相为表里，外与皮毛相应。故肺病者，喘咳气逆，肩背痛，汗出，尻阴股膝髀腨胻足皆痛。虚则少气不能报息，耳鸣嗌干。

肺病方：

1.苏子降气汤　治咳逆上气，痰喘等症。

苏子9克　半夏9克　当归6克　橘皮6克　沉香0.3克　厚朴6克　甘草3克　前胡6克　生姜6克

2.葶苈大枣泻肺汤　治咳逆倚息不得卧，及肺痈等症。

葶苈子9克　大枣4枚

3.千金苇茎汤　治肺痈咳有微热，烦满，胸中甲错者。

苇茎9克　薏苡仁24克　桃仁12克　冬瓜仁30克

4.甘桔汤 治肺痛，咳而胸满，振寒，脉数，咽干不渴，时出浊唾腥臭者。

甘草12克 桔梗6克

5.泻白散 治肺热鼻干。

桑白皮9克 地骨皮9克 甘草3克 薏苡仁12克 黄芩9克 淡竹叶3克 滑石15克

6.七味地黄丸 治吸气短。

生地黄24克 山药12克 山茱萸12克 丹皮9克 茯苓9克 泽泻9克 五味子3克

7.补中益气汤 治中气不足而耳鸣者。

人参9克 甘草6克 白术9克 橘皮6克 黄芪9克 升麻3克 柴胡6克 当归6克 大枣2克 生姜9克

8.麦门冬汤 治火逆上气，咽喉不利者。

人参9克 麦门冬30克 半夏4.5克 甘草6克 薏苡仁9克 大枣4枚

9.生脉散 治肺经有热，喘而渴者。

人参9克 麦门冬9克 五味子3克

（五）肾病

《内经》云：人始生，先成精，精成而脑髓生，骨为干，肉为墙，皮肤坚而毛发长。又云：两精相搏，合而成形。所以肾为先天之本，生化之源。肾病者，腹大胫肿，喘咳身重，寝汗出，憎风。虚则胸中痛，大小腹痛，清厥，意不乐。肾为水脏，水中含阳，化生元气，根结丹田。又为胃之关，关门不利，故聚水而为腹大胫肿，宜济生肾气丸、真武汤之类；喘咳身重，宜七味地黄丸；寝汗出，宜叶氏盗汗方；憎风，宜芪附汤；胸中痛，宜桂枝加桂汤；大小腹痛，宜真武汤；清厥，宜四逆汤；意不乐，宜定志丸。

肾病方：

1.**济生肾气丸** 治足跗浮肿，腹大者。

生地黄24克 山药12克 山茱萸12克 丹皮9克 泽泻9克 茯苓9克 肉桂3克 附子3克 牛膝6克 车前仁6克

2.**真武汤** 治足肿，虚喘者。

茯苓9克 芍药9克 附子9克 白术6克 生姜9克

3.**七味地黄丸** 治喘咳。

生地黄24克 山药12克 山茱萸12克 丹皮9克 茯苓9克 泽泻6克 五味子3克

4.**叶氏盗汗方** 治寝汗出。

人参6克 地黄18克 五味子3克 甘草3克 莲子6克 茯神9克

5.**芪附汤** 治汗出恶风者。

黄芪30克 附子15克

6.**桂枝加桂汤** 治肾气凌心，心下痞满者。

桂枝18克 芍药6克 炙甘草6克 大枣2枚 生姜9克

7.**四逆汤** 治四肢逆冷者。

炙甘草6克 干姜4.5克 附子6克

8.**定志丸** 治健忘，并能开心益志。

茯神9克 人参6克 远志3克 菖蒲3克 茯苓6克 合欢9克

（六）胆病

《内经》云：胆病者，善太息，口苦，呕宿汁，心下澹澹然恐人将捕之，嗌中吤吤然数唾。又云：胆者中正之官，决断出焉。盖胆气条达，则十一脏从之宣化。柴胡气平，禀天中正之气，味苦无毒，专入足少阳胆经。气味轻清，升达胆气，胆气条达，则诸脏无病。故小柴胡汤加减，为治胆病之主方也。

胆病方：

1.**小柴胡汤** 治口苦，太息，咽痛，干呕，胆怯等症。

柴胡24克 黄芩9克 甘草6克 半夏9克 大枣4枚 生姜9克 人参9克

2.**加味温胆汤** 治胆火癫狂者。

茯苓9克 半夏6克 橘皮6克 甘草3克 菖蒲3克 远志3克 胆南星3克 枳实3克 竹茹6克 生姜9克

（七）胃病

《内经》云：胃病者，腹䐜胀，胃脘当心而痛，上肢两胁膈咽不通，食饮不下。又云：胃者，仓廪之官，水谷之海，而为十二经之长。化糟粕，运精微，转味出入而为传化之腑，与脾相为表里，脾气运化，散布各经，诸气既受其气，人因以长，或受寒停食，或从热化而为胃家实，故有以上诸症。

胃病方：

1.**苓桂术甘汤**　治胸胁支满者。

茯苓15克　桂枝9克　白术9克　甘草3克

2.**大半夏汤**　治朝食暮吐，暮食朝吐。

人参9克　半夏12克　白蜜30克

3.**启膈饮**　治食已即吐者。

贝母3克　人参9克　丹参6克　郁金1.5克　荷蒂5枚　砂仁壳1.2克　茯苓4.5克　菖蒲1.5克　杵头糠12克

4.**麦门冬汤**　治火逆上气，咽喉不利。

人参9克　麦门冬30克　半夏4.5克　甘草6克　大枣4枚粳米9克

5.**加味平胃散**　治腹膜胀，胃脘当心而痛，并治伤食嗳腐吞酸者。

苍术9克　厚朴6克　橘皮6克　甘草3克　谷芽6克　麦芽6克

（八）大肠病

《内经》云：大肠者，传导之官，变化出焉。大肠病者，腹中切痛而鸣濯濯。冬日重感于寒邪，即泄，当脐而痛，不能久立，与胃同侯。

大肠病方：

1.**附子粳米汤**　治腹中寒气，雷鸣切痛，胸胁逆满呕吐者。

附子9克 半夏15克 粳米15克 甘草3克 大枣4枚

2.四逆汤 治泻而四肢逆冷者。

炙甘草6克 干姜4.5克 附子6克

(九)小肠病

《内经》云：小肠者，受盛之官，化物出焉。小肠病者，小腹痛，腰脊控睾而痛。

小肠病方：

1.加味五苓散 治诸疝。

茯苓6克 猪苓6克 泽泻6克 木香6克 桂枝9克 木通9克 橘核9克 白术12克 川楝3克 荔枝核6克 小茴香3克

加减法：寒甚者，加干姜、附子；热甚者，加黄柏、海藻；小便如膏者，加菖蒲、萆薢；气逆上冲者，去白术，加桂心、当归、吴茱萸；囊肿如水晶状者，加薏苡仁、桑白皮；痛不可忍为瘀血，加桃仁、红花、乳香；筋缩者，加薏苡仁、木瓜；顽麻不痛者，加川芎、槟榔；痒者，加蒺藜。

2.橘核丸 治小腹、睾丸肿痛。

橘核9克 吴茱萸4.5克 香附9克 川楝子1枚（烧） 山楂核9克 荔枝核6克 小茴香3克

外用雄黄30克，白矾60克，甘草9克，煎水洗，其肿自消。

(十)膀胱病

《内经》云：膀胱者，州都之官，津液藏焉，气化则能出矣。膀胱病者，小腹偏肿而痛，以手按之，即欲小便而不得。

膀胱病方：

1.五苓散　治阳虚不能化水。

茯苓3克　猪苓3克　泽泻4.5克　白术3克　桂枝1.5克

2.猪苓汤　治阴虚不能化水。

猪苓6克　泽泻6克　茯苓6克　滑石6克　阿胶6克

（十一）三焦病

《内经》云：三焦病者，腹中气满，小腹尤坚，不得小便，窘急，溢则水流，即为肿候。华佗曰：三焦者，人身三元之气也。统领一身营卫气血，表里阴阳，内外上下左右之气。盖少阳内主三焦，外主腠理，人身之表，腠理实营卫之枢机；人身之里，三焦乃脏腑之总管，统以小柴胡汤加减主之，若足肿者，宜牡蛎泽泻散。

三焦病方：

1.小柴胡汤

柴胡12克　黄芩6克　半夏9克　人参9克　甘草4.5克　生姜6克　大枣4枚

2.牡蛎泽泻散　治腰以下有水气者。

牡蛎9克　泽泻9克　商陆9克　海藻3克　瞿麦9克　常山6克　天花粉6克

（十二）五劳七伤六极

按：何谓五劳？《内经》云：久视伤血，久卧伤气，久坐伤肉，久行伤筋，久立伤骨，是为五劳。七伤者，忧愁思虑则伤心；形寒饮冷则伤肺；悲怒气逆则伤肝；饮食劳倦则伤脾；强力入房，举重，久坐湿地则伤肾；风雨寒暑则伤形；大恐惧不节则伤志，此为七伤。又六极者，六腑之气虚极也。拟方于后，随症采用。

五劳七伤六极方：

1. **小建中汤** 治五劳七伤，小肠急，脐下膨胀，两胁胀满，腰脊相引，鼻口干燥，目暗眩眩，愦愦不乐，胸中气逆，不下食饮，茎中策然痛，小便赤黄，尿有余沥，梦交，失精，惊恐，虚烦者。《金匮》治虚劳里急，悸衄，腹中痛，梦失精，四肢酸痛，手足烦热，咽干口燥者。

桂枝9克 芍药18克 炙甘草6克 大枣4枚 生姜9克 饴糖30克

加减法：诸不足者，加黄芪；心下悸者，加茯苓；痰多者，加半夏；血虚肠燥者，加当归；健忘者，加远志。

2. **广济丸** 治五劳七伤六极，八风十二痹，消渴，心下积聚，使人身体润，服之多情性，补益养精。

生地黄36克 天门冬30克 菟丝子60克 石斛30克 当归30克 白术30克 甘草24克 肉苁蓉21克 山药18克 人参

24克　元参18克　麦门冬30克　紫菀18克　杏仁24克　大黄18克　牛膝18克　茯苓24克　防风18克　麻仁24克　地骨皮18克　蜀椒9克　干姜9克

3.六味地黄丸　治虚火上炎，腰膝足跟痛，小便淋秘或不禁，遗精梦泄，水泛为痰，自汗盗汗，失血，消渴，头目眩晕，耳聋齿摇者。

生地黄24克　山药12克　山茱萸12克　丹皮9克　泽泻9克　茯苓9克

加减法：腰痛，少腹拘急，饮一溲一，气短微饮，少腹不仁，及妇人转胞者，加肉桂、附子；痰喘者，加五味子；肿满者，加肉桂、附子、车前仁、牛膝；声哑者，加五味子、沉香、诃子、人参；咳者，加五味子、麦门冬；大渴不止者，加肉桂五味子；火不归元，口舌生疮、齿牙浮动，面红目赤者，加肉桂、附子、元参、白芍。

三、五官九窍病

（一）目病

《内经》云：肝开窍于目。肝属风木，肾水为母，心火为子，主藏血。风火交煽，则为目病，故凡目病初起，暴赤肿痛者，皆风火之为患也，宜驱风散热饮；若大便秘者，宜泻青丸；若兼寒者，则成翳膜，宜退翳汤；如无红无翳，目眈眈无所见者，肝肾虚也，宜滋肾补肝丸，或磁朱丸。

目病方：

1.驱风散热饮 治目病暴赤肿痛者。

川芎3克 当归6克 羌活6克 防风6克 薄荷6克 连翘9克 甘草3克 桔梗6克 栀子6克

2.泻青丸 治颊肿面青，目赤头痛，大便秘者。

川芎6克 当归9克 羌活6克 防风9克 栀子6克 大黄6克 龙胆草9克 甘草3克

3.退翳汤 治目疾暴赤生翳膜，畏日羞明者。

菊花6克 密蒙花6克 白蒺藜9克 蝉蜕5个 木贼1.5克 甘草3克 青葙子3克 决明子6克 荆芥6克 防风6克 生地黄6克 当归6克

加减法：热甚者，加黄芩、黄连；夜甚者，加夏枯草；便秘者，加芒硝、大黄。

4.滋肾补肝丸 治目眈眈无所见，无红、无翳、无膜者。

生地黄12克 山药6克 山茱萸6克 丹皮4.5克 泽泻4.5克 茯苓4.5克 枸杞9克 菟丝子9克 茺蔚子9克 玄参9克 当归9克 菊花3克 细辛1.5克

5.磁朱丸 治神水散大，昏如雾露中行，渐观空中有黑花，观物成二体，及内障神水淡绿色、淡白色。又治耳聋耳鸣。柯韵伯云：治聋癫狂症如神。

磁石60克　朱砂30克　神曲90克

（二）耳病

《内经》云：肾开窍于耳，心气亦通于耳。耳病者，心肾不交，水火未济也。如耳肿痛者，宜凉膈散加减；若肿痛而流脓者，宜加味四物汤；如心肾虚，水火未济者，宜滋肾丸。少阳经脉绕耳。少阳中风，两耳无所闻者，宜加味小柴胡汤，或《医林改错》方。经云：耳中宗脉之所聚，胃中空，则宗脉虚，虚则下流，脉有所结，故耳鸣，宜保元汤加升麻。

耳病方：

1.**凉膈散**　治洱、目、口、鼻、咽喉等病。

薄荷6克　连翘9克　甘草3克　桔梗6克　栀子6克

加减法：衄不止者，加丹皮、生地黄、茅根；喉痛者，加牛蒡、黄芩、玄参；牙痛者，加石膏；耳痛者，加菖蒲、羚羊角；舌痛者，加黄芩、黄连、木通。

2.**加味四物汤**　治耳肿痛流脓者。

生地黄9克　当归9克　白芍9克　川芎6克　菖蒲3克

3.**磁朱丸**　治心肾虚，水火未济而耳聋者。

磁石60克　朱砂30克　神曲90克

4.**加味小柴胡汤**　治呕苦，耳聋，目眩者。

柴胡12克　半夏4.5克　香附6克　菖蒲3克　人参4.5克
甘草4.5克　生姜4.5克　大枣2枚　蔓荆子6克　黄芩4.5克

5.《医林改错》方 治耳聋者。

菖蒲3克 川芎6克 香附9克 柴胡9克 甘草3克

6.加味保元汤 治宗气不足而耳鸣者。

人参6克 黄芪9克 白术9克 甘草6克 升麻3克

（三）鼻病

《内经》云：肺体属金，开窍于鼻。凡暴流鼻涕而咳者，肺受风寒也，轻者杏苏散加减，或止嗽散加减，重者覆花汤；若久流鼻涕，不闻香臭者，鼻渊也，宜辛夷散，或七物汤；若火炎上而衄者，宜生栀散，如大便干者，宜泻心汤。

鼻病方：

1.杏苏散 治伤风咳嗽，暴流鼻涕者。

杏仁9克 苏叶6克 茯苓9克 半夏6克 橘皮6克 甘草3克 枳壳6克 桔梗6克 前胡6克 生姜9克 大枣2枚

加减法：有热者，加黄芩；寒热往来者，加柴胡；自汗者，以苏梗易苏叶，并加防风；无汗身痛者，加羌活；泄泻腹满者，去枳壳，加苍术、白术；头痛、眉棱骨痛者，加白芷、粉葛。

2.止嗽散 治一切咳嗽。

紫菀9克 百部9克 白前根6克 甘草3克 桔梗6克 荆芥6克 橘皮3克

加减法：舌净无涕者，去荆芥，加金银花；舌白有涕者，加橘皮、甘草；咳而咽痛者，加牛蒡子；咳而胁痛者，加前胡、枳壳、赤芍；咳而肩背痛者，加茯苓、白术；咳而引动少腹者加生姜、茯苓、附子；恶风者，加防风；恶寒者加麻黄、细辛；有热者，加黄芩、杏仁；虚咳者，加百合、金银花。

3.**覆花汤**　治风寒咳嗽，喘息，喉间有声者。

旋覆花9克　荆芥6克　白芍6克　前胡6克　半夏6克　甘草3克　苏子9克

加减法：冬日恶寒、无汗者，加麻黄、杏仁。

4.**辛夷散**　治鼻流涕，不闻香臭者。

辛夷6克　菊花6克　蔓荆子6克　苍耳9克　藁本3克

5.**千金七味汤**　治鼻渊症。

菊花15克　白芷10克　通草6克　木香24克　川芎10克　细辛3克　辛夷24克　当归24克

上药共研细末，每服6克，日三服。

6.**生栀散**　治鼻血。

生地黄15克　栀子9克　蒲黄6克

加减法：大便秘者，加大黄；流血多者，倍生地黄。

（四）口病

《内经》云：脾开窍于口。口之于味，味者五味也。口甜者脾火也，宜泻黄散；口酸者肝火也，宜左金丸，或龙胆泻肝汤；口苦者心火也，宜黄连汤；口辛者肺火也，宜泻白散；口咸者肾火也，宜知柏地黄汤。经云：膀胱遗热于小肠，上为口糜，口中糜烂者，宜甘露饮，但舌尖痛者，宜导赤散加黄连。

口病方：

1.加味泻黄散 治脾热口甜。

石膏9克 藿香6克 栀子6克 黄柏6克 防风9克 甘草3克

2.左金丸 治肝热口酸，并治左胁痛。

黄连180克 吴茱萸30克

3.龙胆泻肝汤 治肝热口酸，或苦者。

龙胆草6克 栀子6克 黄芩6克 木通9克 泽泻9克 柴胡6克 生地黄9克 当归9克 甘草3克 车前仁6克

4.黄连汤 治心热口苦。

黄连6克 黄芩9克

5.泻白散 治肺热口辛。

桑白皮9克 地骨皮6克 甘草3克 薏苡仁12克 竹叶3克 黄芩9克

6.知柏地黄汤 治肾热口咸。

生地黄24克 山药12克 枣皮12克 丹皮9克 泽泻9克 茯苓9克 知母6克 黄柏6克

7.甘露饮 治口中糜烂，吐血鼻血，小便黄赤者。

麦门冬9克 天门冬9克 生地黄9克 熟地黄9克 黄芩9克 枳壳3克 石斛9克 茵陈9克 甘草3克 枇杷叶1片（去毛）

8.导赤散 治舌尖痛，小便赤，茎内痛，热结不通者。

生地黄15克　木通9克　竹叶3克　车前仁6克　甘草3克

加减法：痛甚者，加黄连、灯心。

（五）喉病

《内经》云：一阴一阳结而为痹。盖一阴者，少阴君火也；一阳者，少阳相火也。木火上冲，发为喉痹。痹者闭也，痛也。初起恶寒者，宜六味散加减；若有热者，宜翘荷汤加减；若现白喉，宜养阴清肺汤。

喉病方：

1.六味散　又名利膈汤，治喉痛初起，恶寒者。

荆芥6克　防风6克　甘草6克　桔梗6克　薄荷6克　僵蚕6克　牛蒡子9克　玄参9克

加减法：热甚者，加黄芩。

2.翘荷汤　治喉痛初起兼热者。

薄荷9克　连翘9克　栀子6克　黄芩9克　甘草3克　桔梗6克　牛蒡子9克　玄参12克

加减法：痛甚者，加射干、山豆根；肿甚者，加马勃；不能语者，加半夏。

3.养阴清肺汤　治白喉总方。

生地黄15克　玄参15克　丹皮9克　白芍9克　麦门冬15克　薄荷3克　贝母6克　甘草3克　枇杷叶1片（去毛）

（六）齿病

牙床属胃，牙齿属肾。肾主骨，齿者骨之余，故牙齿痛者，胃肾病也。凡牙痛不外风、寒、火、虫。寒甚者，宜羌独汤；热甚者，宜清胃散；痛久属虚火，宜十味地黄丸。

齿病方：

1.羌独汤 治牙痛寒甚者。

羌活6克 独活6克 荆芥6克 防风6克 生地黄9克 细辛3克 石膏9克

2.清胃散 治牙痛热甚者。

生地黄9克 当归9克 荆芥6克 防风6克 丹皮6克 地骨皮6克 黄连6克 升麻3克

加减法：左上大牙病者，加龙胆草；左下大牙病者，加青皮、白芍；右上大牙病者，加知母，石膏；右下大牙病者，加黄芩、桔梗；上门牙病者，加黄连；下门牙病者，加知母、黄柏；虎牙病者，加石膏；虫牙者，加骨碎补、桃仁或蜂房。

3.十味地黄丸 治阴虚喉痛，口舌生疮，齿牙浮动，面红目赤等症。

生地黄24克 山药12克 山茱萸12克 丹皮9克 泽泻9克 茯苓9克 肉桂3克 附片子3克 玄参12克 白芍9克

（七）前阴病

前阴者，出小便之所也。膀胱胞室有病，皆可影响及之。兹所言者，仅常见之淋浊、癃闭等病。癃闭者，小便点滴不通，脐下胀闷也，宜滋肾丸。若淋沥不畅而痛，谓之淋，有劳淋、气淋、血淋、石淋、热淋五种。初起宜八正散加减，或五淋汤。若小便时下秽浊之物，绵绵如浆水状者，谓之浊。初起宜加味苍白二陈汤，稍久宜萆薢分清饮。

前阴病方：

1.滋肾丸 治癃闭小便点滴不通者。

黄柏60克 知母60克 肉桂6克

上药共研细末为丸，每服6~9克。

2.八正散 治淋病小便淋沥不畅而痛者。

瞿麦9克 萹蓄9克 栀子6克 泽泻9克 大黄9克 滑石9克 甘草3克 木通9克 车前仁6克

3.五淋汤 治一切淋病。

赤苓9克 白芍9克 栀子6克 甘草4.5克 当归9克 灯草5根 淫羊藿9克

加减法：石淋者，加发灰、火硝；膏淋者，合萆薢分清饮；气淋者，加荆芥、香附、麦芽，不愈再加升麻，或用吐法；劳淋者，合补中益气汤；血淋者，加牛膝、郁金、桃仁，并入麝香少许。

4.加味苍白二陈汤 治浊症初起。

苍术6克 白术6克 橘皮6克 半夏6克 茯苓9克 甘草3克 黄柏6克 菖蒲3克 萆薢9克

加减法：如赤浊加连翘、丹参、莲子心。

5.萆薢分清饮 治遗精，白浊。

297

萆薢 益智仁 菖蒲 乌药各等分 甘草梢减半

（八）后阴病

后阴者，肛门也。虽位居最下，然与肠胃有密切之关系。故仲景云，小肠有寒者，其人下重便血，有热者必痔。爰本斯旨，而言痔疮与便血焉。夫痔者，湿热下注，经脉横解，而肛门生疮，焮肿疼痛也，宜加减清胃散。至便血一症，有粪前者，谓之近血，宜当归赤小豆散；有粪后者，谓之远血，宜黄土汤；有不分前后者，谓之肠风下血，宜济生乌梅丸。

后阴病方：

1.加减清胃散 治五种痔疮，兼下血者。

生地黄12克 当归9克 升麻6克 黄连6克 甘草3克 黄柏6克 黄芪9克 槐花9克 黄芩6克 地榆12克

2.当归赤小豆散 治粪前红。

赤小豆30克 当归12克

3.黄土汤 治粪后红，并治衄血、吐血不止者。

生地黄12克 白术9克 阿胶6克 黄芩9克 附子4.5克 甘草6克 灶中黄土30克

4.加味济生乌梅丸 治肠风下血者。

乌梅10枚 僵蚕9克 槐花9克 地榆15克

四、妇人小儿病

（一）妇科病

妇人之病，与男子同，其所异者，月经、胎、产耳。月经者，子宫定期出血也，以三旬而一至。病则有参前者，有退后者。参前为血热，宜四物汤加黄芩、黄连；退后或月经闭止者，为虚寒，宜温经汤；若时时淋沥不断，或大下鲜血者，谓之崩中漏下，宜胶艾汤。时下白物者，名白带，宜加味补中益气汤，或当归芍药散。又怀孕呕吐者，谓之恶阻，宜干姜人参半夏丸。临产艰难者，宜保产无忧散，或加味芎归汤；产后腹痛者，宜生化汤。

妇科病方：

1.**四物汤加芩连**　治月经参前者。

当归9克　白芍9克　川芎6克　生地黄9克　黄连6克　黄芩6克

2.**温经汤**　月经过期不来能通之，月经过多者能止之，少腹寒久不受胎皆宜之。

当归9克　川芎6克　白芍6克　吴茱萸6克　人参6克　桂枝6克　阿胶6克　丹皮6克　生姜6克　甘草6克　半夏9克　麦门冬30克

3.**胶艾汤**　治漏下，及半产后下血不止，有孕下血或腹痛者。

艾叶3克 阿胶6克 甘草6克 川芎3克 白芍9克 生地黄15克 当归12克

加减法：有孕者，加杜仲、续断；无孕者，艾叶须炒焦。

4.加味补中益气汤 治气虚下陷及白带等症。

黄芪15克 人参9克 白术9克 甘草3克 升麻6克 柴胡9克 橘皮6克 当归9克 生姜3克 大枣4枚 牡蛎15克 薏苡仁15克 龟板12克

加减法：白带甚者，加乌贼骨；下陷甚者，倍黄芪；红崩者，加生地、阿胶。

5.加味当归芍药散 治有孕腹痛及白带等症。

川芎6克 白芍9克 当归9克 茯苓9克 猪苓6克 泽泻9克 白术9克

6.干姜人参半夏丸 治妊娠呕吐者。

干姜6克 人参6克 半夏12克

7.保产无忧散 安胎神方。凡胎动皆可服之，临产且能催生。

当归4.5克 贝母3克 黄芪6克 艾叶3克 白芍6克 菟丝子6克 生姜6克 厚朴9克 荆芥3克 枳壳1.5克 川芎4.5克 羌活1.5克 甘草3克

加减法：胎损伤者，加杜仲、续断。

8.归发芎龟汤 治临产已动红者，服之交骨即开。

川芎21克 当归30克 龟板30克 发灰如鸡子大、烧

9.生化汤　治产后腹痛者。

川芎6克　当归8克　红花6克　桃仁9克　甘草3克

加减法：白带者，加牡蛎、龟板；腰痛者，加杜仲；阴户肿痛者，加益母草；阴户发痒者，加蛇床子、地肤子；中风头痛恶寒者，加荆芥；口无味者，加谷芽；恶油者，加山楂；血崩不止者，加生地黄、阿胶；伤寒头痛、发热恶寒、无汗者，合小柴胡汤。

（二）儿科病——麻疹

小儿感冒伤食，惊风吐泻诸病，略与大人同治。惟痘麻两症，为小儿之特殊疾病。然自发明引种牛痘以来，痘症已经十分安全，无再假药饵治疗之必要。独麻疹一症，调养殊难，偶一失慎，每致变症多端，育婴者不可不留意焉。夫麻疹，先天胎毒也，发于心脾，流于肺胃，初则寒热咳嗽，鼻涕喷嚏，哈欠泪出，视耳下背脊等处，必有三五红点，宜宣毒发表汤随症加减，如麻疹肺热不清，气促发喘，鼻扇胸高者，宜补肺阿胶散；若胃热不去，牙龈腐烂，出血口臭者，名走马牙疳，宜加减清胃散。

儿科病方：

1.宣毒发表汤　治麻疹初起，各症并宜，纵非麻疹，即是感冒伤寒，用之无碍。

薄荷6克　葛根9克　防风6克　荆芥3克　牛蒡子9克　连翘9克　木通9克　枳壳3克　灯草3克

加减法：初潮未透，或触冒风寒，出面反没者，加葱白，紫苏；已出面潮热大甚，口渴者，去荆芥、防风、葛根、薄荷，加生地黄、地骨皮、黄芩，或加麦门冬、天花粉、石膏；已收潮热，口渴者，去荆芥、防风、薄荷、葛根，加生地黄、玄参、麦门冬、黄芩、地骨皮、山栀仁、龙胆草、赤茯苓。其余见症加减，与杂病同法。

2.**补肺阿胶散** 治肺虚有火，咳嗽痰少，气喘鼻扇者。

阿胶9克 马兜铃6克 牛蒡子6克 杏仁9克

3.**加味清胃散** 治斑疹口舌生疮，牙龈腐烂。

生地黄9克 丹皮6克 当归9克 黄连6克 犀角1.5克连翘9克 升麻1.5克